Les Cahiers Dr. Good! Michel Cymes

Karine Silberfeld

Plus belle ma peau !

Illustrations :
Maison Bernie (intérieur)
Kei Lam (couverture)

SOLAR EDITIONS

Sommaire

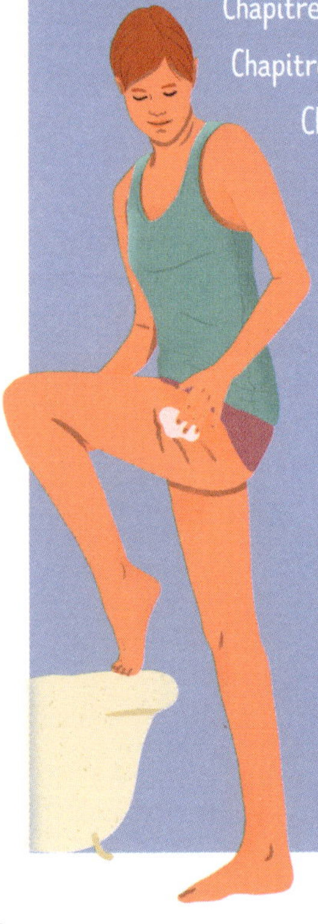

Le mot de Michel Cymes

Notre peau est absolument fascinante ! On l'a sous les yeux, elle nous enveloppe de toutes parts et, pourtant, on la connaît bien mal... Savez-vous qu'elle joue plus d'un rôle et peut même se targuer – avec près de 2 m^2 – d'être le plus grand de nos organes ? Qui dit mieux ? Certes, sa fonction de barrière protectrice entre l'environnement et notre organisme dure toute notre vie, mais elle est fragile. Il suffit de se regarder dans une glace le matin pour voir qu'elle n'est pas toujours au top ! Car notre peau est un organe réactif qui, selon les jours, est plus ou moins lumineux, souple ou doux. Normal, tant elle reflète notre état intérieur...

La bonne nouvelle, c'est que notre peau peut changer, pour peu qu'elle reçoive les soins adaptés. La chouchouter devrait ainsi devenir une bonne habitude, comme se brosser les dents ! Et quand la peau souffre – ce n'est pas toujours grave, heureusement –, de nouveaux traitements permettent aujourd'hui de soulager les pathologies chroniques, et donc d'améliorer la qualité de vie des gens. Conserver longtemps une belle peau, ce n'est pas accessoire, c'est vital ! Et cela fait aussi partie du bien-vieillir...

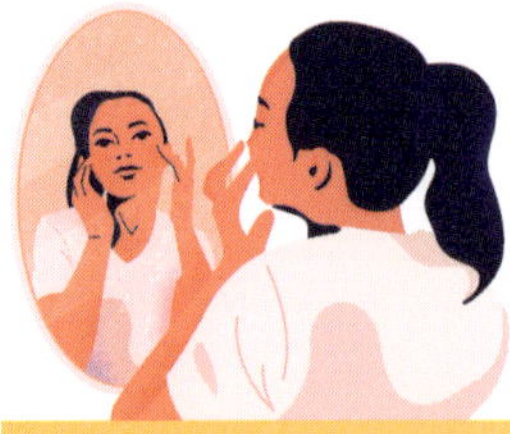

L'autodiagnostic

Comment va votre peau ?

Notre peau est très costaud ! Résistante, résiliente, elle nous protège vaillamment… N'empêche ! Elle a besoin de soins réguliers pour être au top et assurer nos défenses. Plutôt sèche et fine ou encore mixte avec des brillances, ou bien déjà un peu marquée par les années? Pour connaître son état, répondez (sans tricher !) au questionnaire suivant.

1. Quelle est votre tranche d'âge ?

- 18-30 ans.
- 31-40 ans.
- 41-50 ans.
- 51 ans et plus.

2. En ce moment, comment va votre peau ?

- Elle est en forme, fraîche, avec de l'éclat et bien rebondie.
- Ça va pas mal, juste quelques traces de fatigue.
- Elle est fatiguée, comme vous.
- Elle est à bout de souffle, elle fait triste mine.

3. Vous avez une activité physique :

- Régulièrement, deux fois par semaine depuis des années.
- De temps en temps, quand une copine vous traîne de force à un cours.
- Plus aucune depuis que vous avez loupé l'inscription en septembre 2018.
- Quatre fois par semaine, sans compter les vacances.

4. Quels sont vos rapports avec le soleil ?

- Vous le fuyez, et ce depuis toujours.
- Vous le consommez à dose homéopathique.
- Vous avez beaucoup pris le soleil, mais c'est fini, maintenant.
- Vous adorez le dieu Soleil et ne pouvez passer un bon été sans bronzer.

5. Votre peau tiraille-t-elle après avoir été nettoyée ?

- De temps en temps.
- Jamais.
- Un peu, sur l'ensemble du visage.
- Oui, facilement.

6. Quelles marques du temps voyez-vous dans le miroir ?

- Juste un peu de déshydratation, un manque d'éclat et/ou le contour des yeux fatigué.
- Quelques rides, un teint moins homogène avec quelques taches et des cernes.
- Une peau moins fraîche, moins ferme, le contour des yeux marqué, des taches de pigmentation et un ovale moins défini.
- Des taches brunes, y compris sur le décolleté et les mains, de (trop) nombreuses rides et un manque de fermeté du visage.

7. Comment décririez-vous les pores de votre peau ?

- Un peu visibles à certains endroits seulement.
- Dilatés et visibles.
- Fins et peu visibles.
- Très discrets, voire invisibles.

8. Où en êtes-vous avec l'alimentation ?

- Vous faites attention à ce que vous mangez en variant les apports et en fonction des saisons.
- Vous êtes accro au sucre et vous vous offrez des douceurs chaque jour.
- Vous alternez petits plats maison et repas riches au restaurant.
- Vous ne cuisinez pas et consommez beaucoup de plats tout prêts et d'aliments transformés.

9. Votre peau réagit-elle aux agressions (froid, soleil, vent, pollution...) ?

- Pas du tout.
- Rarement.
- Beaucoup.
- Oui, cela arrive.

10. Quel est votre rapport à votre peau ?

- Je ne fais que le strict minimum (nettoyage + hydratation).
- Je m'en occupe par périodes, j'alterne des cures (antiâge, peeling, masque...) et rien.
- J'y suis très attentif(ve) : je la soigne en fonction de ses besoins quotidiens avec le soin adapté (plus ou moins nourrissant, matifiant, antirougeurs ou antiâge).
- Je n'ai pas le temps de m'en (pré)occuper !

11. Êtes-vous stressé(e) ?

- Pas trop, je suis plutôt zen.
- Un peu, selon les périodes.
- Ne m'en parlez pas, je suis dans un speed permanent.
- Oui, mais je le gère au mieux.

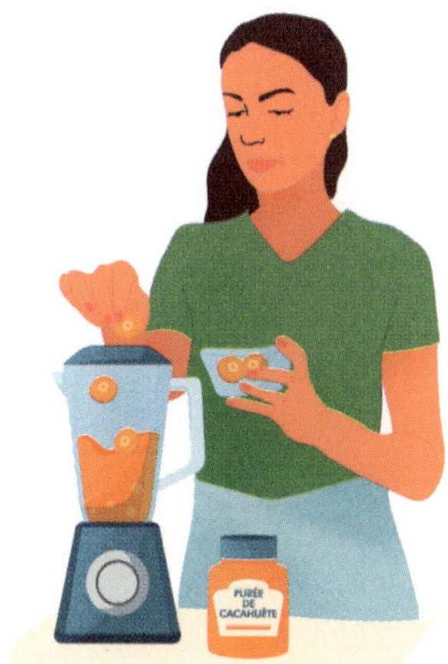

12. Quels soins quotidiens accordez-vous à votre visage ?

- Nettoyage sous la douche et crème hydratante le matin ou le soir.
- Démaquillage et crème nourrissante le soir, crème teintée le matin.
- Démaquillage le soir quand vous y pensez et crème hydratante le matin.
- Double nettoyage matin et soir + hydratation renforcée avec un sérum, un contour des yeux et une crème.

13. Êtes-vous souvent en ville, à l'extérieur, dans un environnement pollué ?

- Jamais.
- Souvent.
- Toujours.
- Parfois.

14. Quels soins quotidiens accordez-vous à votre corps ?

- Une huile pour faire briller la peau.
- Rien, ça n'est pas nécessaire.
- Après la toilette, un lait corporel, plusieurs fois par jour une crème pour les mains et le soir une crème pour les pieds.
- Un baume ultra nourrissant dès que c'est nécessaire.

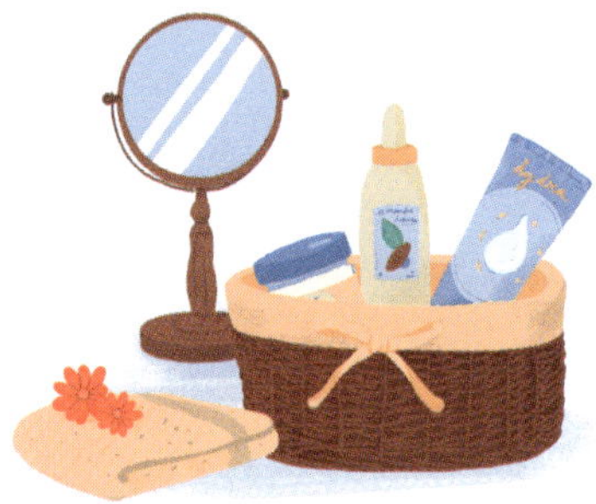

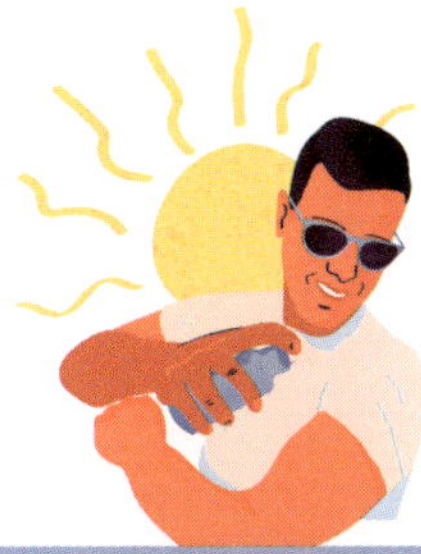

Faites les comptes !

Vous avez une majorité de : Ça va, elle est plutôt normale (Profil 1)

On peut dire que vous avez de la chance ! Votre peau est plutôt belle, homogène, ni trop sèche, ni trop grasse, avec un grain resserré. Elle peut briller légèrement sur la zone T (front, nez, menton), en fin de matinée ou après le déjeuner, et être terne quand vous n'êtes pas en forme. Continuez à bien l'hydrater et protégez-la du soleil pour qu'elle conserve son bel équilibre. Et pour que votre teint soit encore plus resplendissant, suivez nos conseils p. 33 en faisant des soins complémentaires : masques, gommages...

Vous avez une majorité de : Elle est mixte à grasse, avec des brillances indésirables et parfois des boutons (Profil 2)

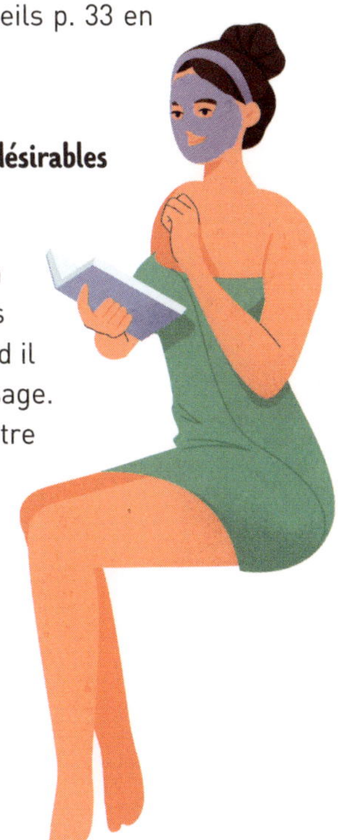

On est rarement satisfait(e) d'avoir une peau mixte ou grasse ! Dans un cas comme dans l'autre, elle est difficile à traiter. Les pores sont plus ou moins visibles et elle peut briller autant qu'une boule à facettes quand il fait chaud. De plus, boutons et comédons sont fréquents sur le bas du visage. Mais si elles sont bien traitées, ces peaux mixtes à grasses sont loin d'être disgracieuses et, cerise sur le gâteau, elles vieillissent moins vite que les autres. On cherchera donc à s'en occuper avec des soins légers, matifiants, et à traiter les éventuels boutons avec des soins spécifiques, comme un masque à l'argile (à découvrir p. 50).

Vous avez une majorité de :
C'est une grande sensible, elle ne supporte pas grand-chose (Profil 3)

Elle réagit à tout ! Une nouvelle crème, le vent, le froid, l'eau calcaire, les changements brusques de température, la pollution... Bref, elle n'est pas facile à vivre et se rappelle à votre bon souvenir en rougissant par endroits, en picotant et en tiraillant dès que quelque chose lui déplaît. Cette sensibilité, liée à une fragilité de la barrière cutanée, varie en fonction des saisons, des périodes hormonales, et peut être, heureusement, corrigée avec de la douceur et des soins adaptés. Pour bien les choisir, retrouvez nos recommandations p. 31.

Vous avez une majorité de :
Elle est sèche à très sèche et se marque rapidement (Profil 4)

Qu'elle ait toujours été sèche (peau sèche constitutionnelle) ou qu'elle le soit devenue au fil du temps, votre peau est inconfortable et tiraille. Elle est le plus souvent fine, le teint peut être terne et peu homogène. Elle ne brille pas car elle manque de sébum. Pour éviter qu'elle ne vieillisse trop vite, il faut bien veiller à la protéger et à l'hydrater, avec des soins permettant de reconstituer une barrière cutanée de bonne qualité, à découvrir p. 37.

Partie 1

La peau, de quoi on parle ?

Tout le monde connaît sa peau ! Mais la connaît-on intimement, de l'intérieur ? Sans doute pas... C'est pourtant l'organe le plus étendu du corps, qui n'est pas qu'une simple enveloppe corporelle. Car, au niveau du derme, c'est un ensemble complexe et bien ordonné, composé de cellules, de tissus fibreux (collagène, élastine, acide hyaluronique...), d'eau et d'acide hyaluronique qui cohabitent joyeusement.

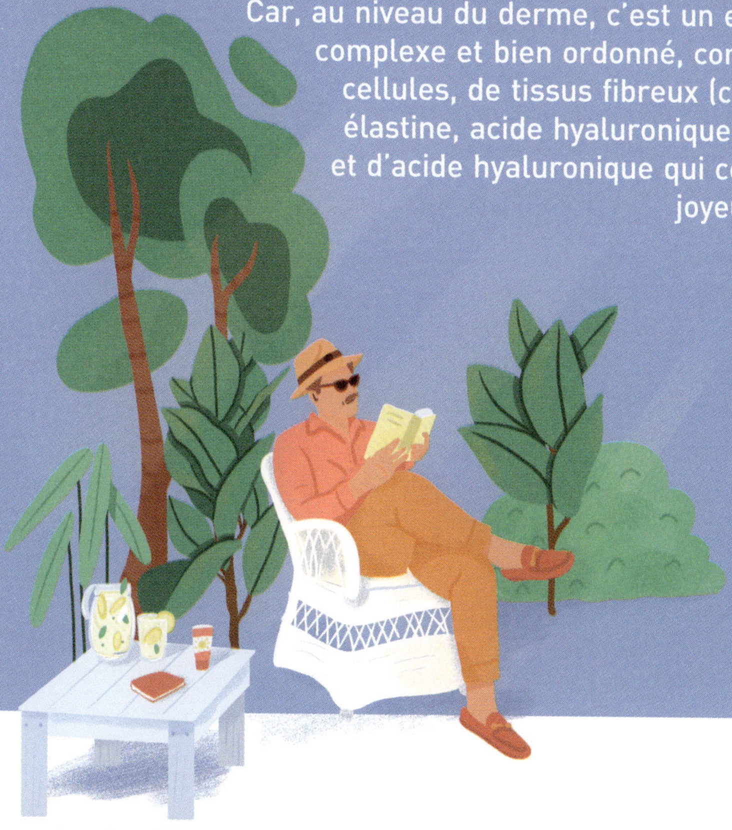

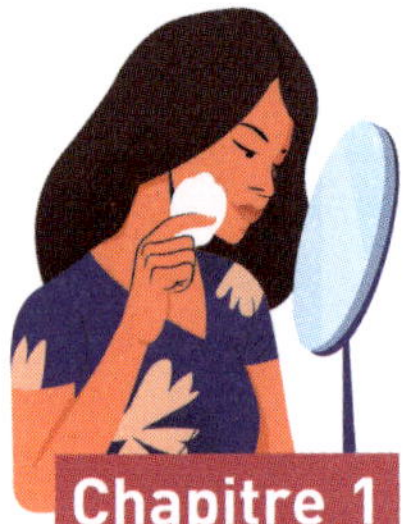

Chapitre 1

Ma peau au microscope

Douée de superpouvoirs – protecteur, sensoriel et thermorégulateur –, notre peau est un organe intelligent. En lien étroit et constant avec notre cerveau, elle est capable de s'adapter en permanence à de nombreuses situations. Et sa flore, composée de milliards de bactéries, joue un rôle important dans son équilibre...

Un millefeuille bien organisé !

La peau est composée de plusieurs niveaux. Un peu comme un millefeuille, à la différence que chacune de ses trois couches joue un rôle bien défini. Par ordre d'apparition, voici d'abord l'épiderme, puis le derme et enfin l'hypoderme.

L'épiderme, notre première barrière

C'est la couche de peau que l'on connaît le mieux, puisqu'elle se situe à la surface de l'ensemble de notre corps. Aussi fin que du papier à cigarette sur le contour des yeux, l'épiderme est bien plus épais sur la plante des pieds. Un peu comme un mur de briques, il est composé de plusieurs couches de cellules appelées « kératinocytes », liées entre elles par un ciment à base de lipides (acides gras), qui permet de retenir l'eau. Grâce à quoi notre peau reste bien hydratée !

Juste sous la surface, la couche cornée (*stratum corneum*) est la plus superficielle. Elle desquame en suivant un cycle de quatre semaines : les cellules anciennes laissent la place à de nouvelles, toutes fraîches. C'est le renouvellement cellulaire.

Plus en profondeur, l'épiderme possède des cellules pigmentaires, immunitaires et nerveuses. Les premières, les mélanocytes, fabriquent la mélanine qui donne sa couleur à la peau, les deuxièmes, cellules de Langerhans, participent au système immunitaire de la peau et jouent un rôle de barrière, et les dernières, les cellules de Merkel, sont impliquées dans l'innervation de la peau.

LES TROIS COUCHES DE LA PEAU

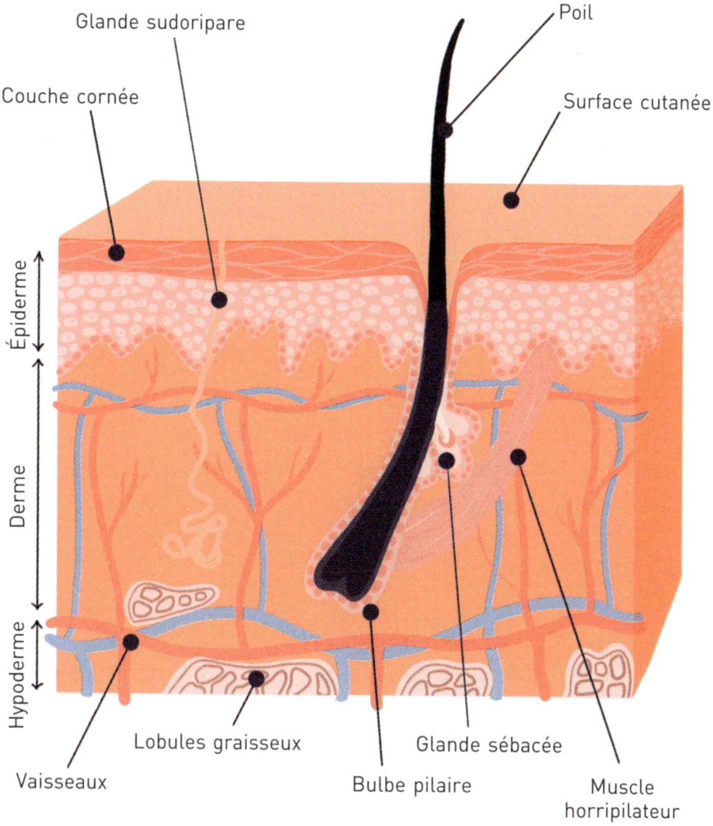

Le derme, notre matelas de soutien

Pour passer de l'épiderme au derme, il faut traverser la jonction dermo-épidermique. De cette frontière souple dépend le rôle protecteur de la peau. Juste en dessous, le derme est quant à lui la couche la plus épaisse. C'est là que se jouent nombre de mécanismes… dont la souplesse, l'élasticité et la résistance de notre peau. Et ce rôle-là est dévolu aux fibroblastes, souvent appelés « cellules de soutien », car ils synthétisent des fibres de collagène et d'élastine, essentielles pour la fermeté de la peau. Le tout baignant dans de l'acide hyaluronique, une substance gélifiée qui retient l'eau comme une éponge.

Le derme est aussi une zone d'échanges : s'y côtoient, dans un joyeux mélange, vaisseaux sanguins, glandes sébacées et sudoripares, poils, ainsi que des terminaisons nerveuses. Il contient également des cellules immunitaires.

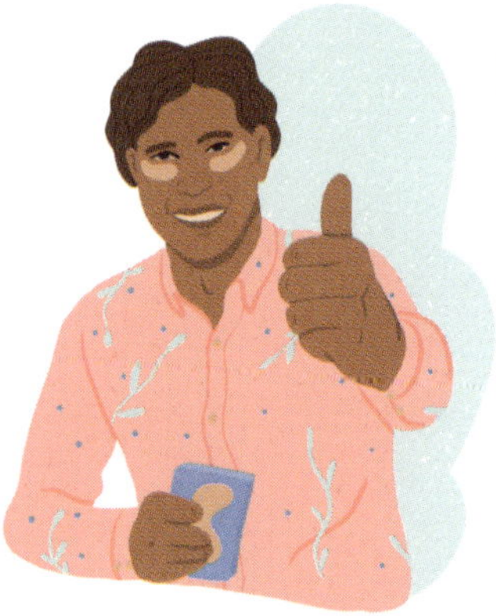

Les glandes sébacées

Situées dans le derme, elles ont la forme d'une petite poche et sont en général associées à un poil. Elles sécrètent le sébum, composé d'eau et de lipides, dont le rôle est très important : en remontant vers la surface de la peau, il forme un film protecteur, le fameux film hydrolipidique, qui évite le dessèchement cutané et lutte contre les germes ! Plus ou moins abondant, en fonction de l'âge (davantage à l'adolescence, moindre en vieillissant) et du sexe, le sébum est sous contrôle hormonal. Son flux varie également au cours de la journée, il est ainsi à son maximum en fin de matinée. Pas étonnant qu'on ait le nez qui brille avant le déjeuner !

Les glandes sudoripares

Elles sécrètent la sueur et régulent la température de l'organisme par évaporation. Elles sont de deux sortes : les glandes eccrines et apocrines. Les premières sont réparties sur l'ensemble de notre corps. Tandis que les secondes, responsables de notre odeur corporelle, se retrouvent sur les aisselles et la sphère génitale. Inodore au départ, la sueur apocrine est ensuite dégradée par les bactéries, présentes à la surface de la peau. Et c'est là que ça se gâte et que surviennent les odeurs désagréables de transpiration !

Les poils

Chaque centimètre carré de peau contient environ dix poils, qui prennent naissance dans les follicules pileux, selon un cycle de trois phases : croissance, chute et repos. Eux aussi ont une fonction de protection de la peau. Ils vont traverser l'épiderme pour sortir à la surface.

L'hypoderme, un bon amortisseur

C'est la zone la plus profonde de la peau, sans frontière franche avec le derme. Comme un petit matelas rebondi, l'hypoderme est constitué d'adipocytes (cellules graisseuses) regroupés sous forme de petits lobes, plus ou moins importants en fonction des apports alimentaires en graisses. Son rôle d'amortisseur protège tout ce qu'il y a en dessous : les muscles, les os, les articulations et les organes. Il constitue également un bon isolant thermique qui protège du froid et possède des récepteurs à la pression. Loin d'être flemmards, ces adipocytes sont très actifs puisqu'ils sécrètent des hormones telles que les œstrogènes et les androgènes, ainsi que des facteurs de croissance utiles dans la cicatrisation et le bon fonctionnement du derme.

EN CHIFFRES

- 2 m^2, C'EST ENVIRON LA SURFACE DE NOTRE PEAU – QUI VARIE EN FONCTION DE NOTRE TAILLE ET DE NOTRE POIDS.
- LA PEAU N'A QUE QUELQUES MILLIMÈTRES D'ÉPAISSEUR MAIS PÈSE ENTRE 3 ET 5 KILOS. CE QUI EN FAIT L'ORGANE LE PLUS GROS DE NOTRE CORPS !

Ce n'est pas qu'une enveloppe !

Elle maintient la température corporelle et conserve l'eau

Par son rôle protecteur contre les agressions extérieures (froid, chaleur, vent…), notre peau assure une température stable à notre organisme, en ajustant régulièrement à la hausse ou à la baisse la déperdition de chaleur. Elle est composée à 70 % d'eau (et 27,5 % de protéines, 2 % de matières grasses, 0,5 % de sels minéraux et d'oligoéléments) ! Les couches superficielles limitent l'évaporation de l'eau (perte insensible en eau ou PIE), tandis que les couches profondes jouent le rôle de réservoir.

Elle protège des infections

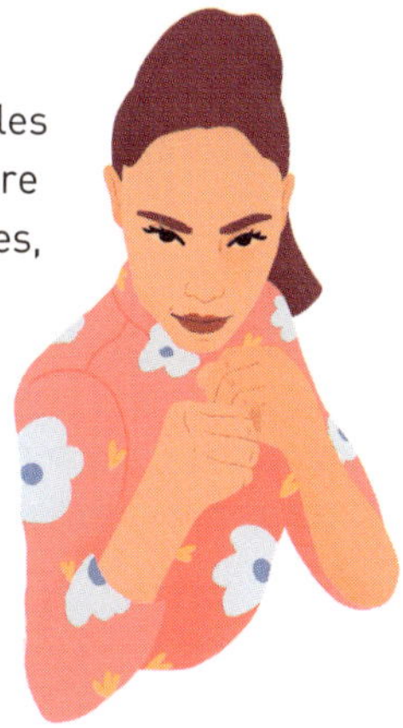

Grâce à son film hydrolipidique, la peau est une barrière efficace contre les infections potentielles, provenant de l'extérieur. Mais elle sait aussi être tolérante avec les germes qui ne sont pas agressifs. Depuis quelques années, des études sur le microbiote cutané ont ainsi montré la présence à la surface de notre peau de milliards de micro-organismes en tout genre, et ce depuis notre naissance. Cette flore cutanée abondante est propre à chacun. Elle évolue dans et sur le film hydrolipidique, mais aussi le long des poils et à l'intérieur des glandes sébacées. Elle change en fonction de nos habitudes de vie (choix de cosmétiques, prise de traitements médicamenteux…). On sait que sa diversité et son équilibre jouent un grand rôle dans la santé de la peau.

Elle produit des hormones

Le saviez-vous ? La peau est même parfois surnommée « usine à hormones » ! La plus connue étant la vitamine D, une vitamine-hormone synthétisée par la peau grâce à l'action des rayons UVB du soleil. Les adipocytes (cellules graisseuses) produisent eux aussi des hormones, utilisées par la peau et l'organisme.

Elle communique des informations

Parce que la première chose que nous regardons chez un interlocuteur est son visage, sa peau nous livre, bien malgré elle, tout un tas de renseignements sur son état de santé. Elle nous adresse ainsi en permanence des signaux que nous analysons de manière inconsciente. Un teint terne et des cernes indiqueront par exemple de la fatigue, des rougeurs, une gêne ou une sensibilité excessive. Notre peau communique également, et sans qu'on en soit forcément conscient, par le biais de nos odeurs corporelles… bonnes ou mauvaises !

Elle capte tout ce qui se passe autour d'elle

Par le biais de son système sensoriel, sont analysées en permanence des informations telles que la chaleur, le froid, le vent, la douleur, la pression, la douceur... Elle possède en effet de nombreux capteurs, quelque 200 000 terminaisons nerveuses, qui délivrent des informations qui sont perçues sur l'ensemble du corps.

Peau et cerveau se parlent !

Des interactions qui durent toute la vie

Le saviez-vous ? La peau et le cerveau ont la même origine embryonnaire. Cela explique bien des liens entre ces deux organes ! Dans les premières semaines de vie, les cellules nerveuses et les cellules de la peau sont donc confondues. Elles se séparent ensuite, mais ces liens étroits subsistent tout au long de la vie avec de nombreuses interactions. Ces connexions ont lieu *via* des neuromédiateurs, molécules chimiques qui transmettent des messages. Organe sensitif très innervé, la peau est ainsi capable de comprendre et d'exprimer des messages du cerveau, et *vice versa*, la peau envoyant également des messages que le cerveau peut déchiffrer à son tour.

Le plein d'émotions...

Et certaines maladies cutanées découlent de ce dialogue constant entre la peau et le cerveau. On sait par exemple qu'un stress important peut se manifester sur la peau par une poussée d'eczéma, de psoriasis ou par une chute de cheveux. Mais c'est loin d'être toujours le cas et le stress n'est pas forcément à l'origine d'une maladie cutanée. Ce qui est certain en revanche, c'est que l'état de notre peau influe sur notre moral. Une maladie cutanée « affichante », donc visible, est potentiellement source de stress, d'anxiété, voire de dépression dans certains cas.

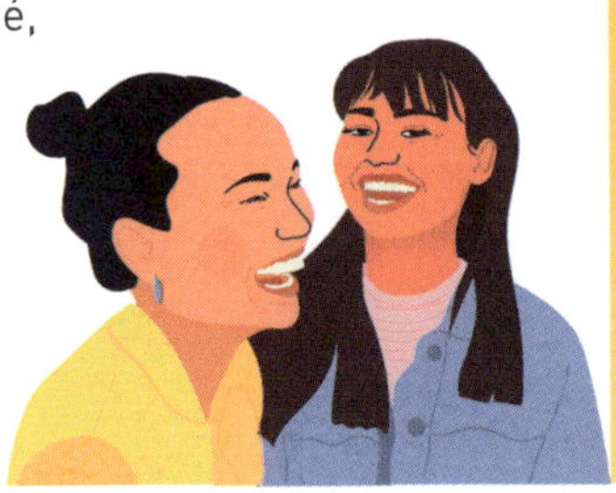

DITES-MOI DR.GOOD ?

La cicatrisation, comment ça marche ?

En cas de plaie ou de brûlure, la peau « s'autorépare » grâce à la faculté qu'ont les cellules de communiquer et de solliciter mutuellement de l'aide. Ce processus naturel vise à rétablir rapidement son imperméabilité, et ce en plusieurs étapes : d'abord les phases de cicatrisation vasculaire et tissulaire (arrêt du saignement et coagulation, formation d'une croûte), puis une réparation épidermique quand la peau se reforme. Le tout peut prendre plusieurs semaines, pendant lesquelles il est important de protéger la lésion (du soleil, des frottements...) et éventuellement d'aider la réparation avec un produit apaisant et cicatrisant.

La peau est multiple

Il existe différents types de peau : sèche, normale, mixte, grasse, sensible... Mais cet état est toujours susceptible d'évoluer. Non seulement avec les années qui passent, mais aussi en fonction des soins que nous apportons à notre peau.

Elle est sèche

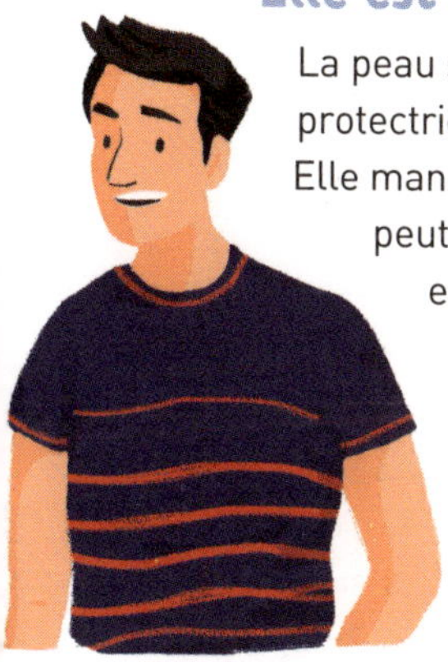

La peau sèche est une peau qui manque d'hydratation et de lipides. Comme sa barrière protectrice est déficiente, elle ne retient pas l'eau. Plutôt fine, elle se marque facilement. Elle manque aussi souvent de confort – elle peut tirailler, démanger –, à tel point qu'elle peut devenir rêche au toucher, voire squameuse. Peu armée contre les agressions extérieures, elle a tendance à vieillir prématurément si l'on n'y prend pas garde.

Elle est normale

Équilibrée et confortable, la peau normale est une aubaine ! Ses glandes sébacées produisent juste la bonne quantité de sébum. La peau est bien protégée du dessèchement et des bactéries et ne souffre pas d'imperfections. Le grain de peau est régulier, sans pores dilatés. Le teint est homogène. Attention de préserver ce bel équilibre, avec des soins adaptés.

Elle est mixte

Elle est dite « mixte », parce qu'elle est à la fois sèche sur les joues et grasse sur toute la zone médiane, c'est-à-dire du front au menton. Ces deux parties, que tout oppose, la rendent plus difficile à traiter, puisqu'il faudra veiller à la fois à hydrater correctement et à traiter la zone médiane, plus brillante car plus riche en sébum, et éventuellement sujette aux boutons.

Elle est grasse

À cause du sébum en excès, la peau grasse est souvent brillante et peut souffrir de lésions acnéiques. Le point positif, c'est qu'elle vieillit moins vite, car elle est plus résistante aux agressions grâce à ce même sébum. Attention toutefois à ne pas la décaper ! Elle a besoin de douceur et de produits traitants, fluides et non comédogènes, c'est-à-dire qui ne favorisent pas l'apparition de comédons et autres imperfections. Une consultation dermatologique peut vous aider à mieux la soigner au quotidien, notamment en cas d'éruptions régulières de boutons, sur le visage et le haut du corps (dos, décolleté, cou).

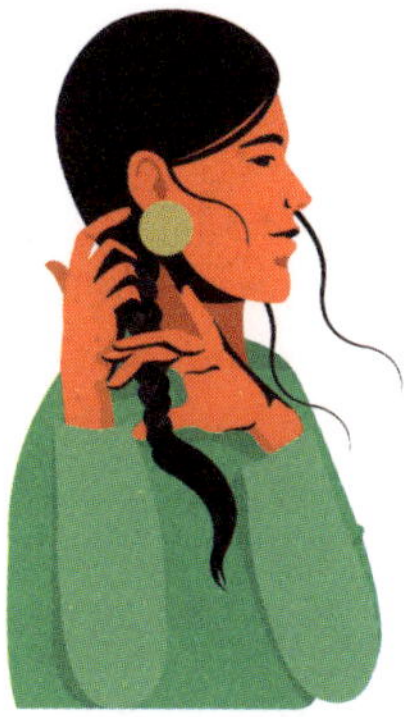

Elle est sensible

Elle rougit pour un oui ou pour un non, elle picote régulièrement, elle tiraille après la toilette... Difficile de traiter cette peau si réactive. Cette sensibilité, qui n'est pas liée à une allergie, varie aussi en fonction des saisons, des périodes hormonales. Elle évolue avec des moments d'exacerbation, tels que les changements de mode de vie, de cosmétiques, les déménagements, avec un pic pour les femmes de 30-35 ans, après une grossesse, à la ménopause, mais peut aussi connaître des accalmies. Les conseils d'un dermatologue sont indispensables pour rééquilibrer ces peaux.

Elle est plus fine sur le visage, plus épaisse sur le corps...

Constamment exposée, la peau du visage est plutôt fragile. Ainsi sur les paupières, elle est fine comme du papier à cigarette ! La zone médiane, du front jusqu'au menton, avec son grand nombre de glandes sébacées, étant la partie la moins mince.

Moins exposée, la peau du corps est plus épaisse, surtout aux endroits de frottements : les coudes, les talons, les genoux et les fesses ont une couche cornée plus costaud pour se protéger. Revers de la médaille, ce sont des zones qui peuvent s'assécher, devenir plus rugueuses, moins lisses.

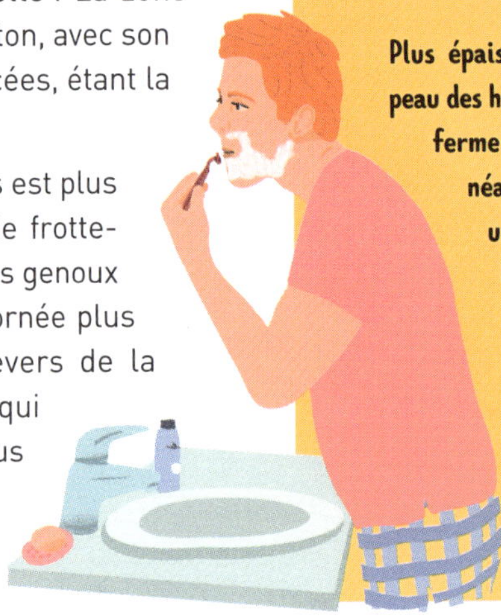

LES HOMMES ONT LA PEAU RUDE !

Plus épaisse que celle des femmes, la peau des hommes est plus résistante, plus ferme et plus élastique. Elle peut néanmoins être sensibilisée par un rasage quotidien, qui irrite l'épiderme, c'est le fameux « feu du rasoir ». Pour qu'elle reste chaque jour au mieux de sa forme, voici le bon réflexe à avoir : un nettoyage doux, suivi d'une hydratation avec un soin fluide et non gras.

De quoi a-t-elle besoin pour être belle ?

Une belle peau ne se nourrit pas que d'amour et d'eau fraîche ! Pour être en super forme, elle puise dans la circulation sanguine les nutriments dont elle a besoin pour fonctionner normalement, et qui sont apportés chaque jour par notre alimentation... D'où l'importance d'adopter une alimentation variée, riche en antioxydants, en acides gras, etc., car ces derniers vont pour ainsi dire « nourrir la peau » !

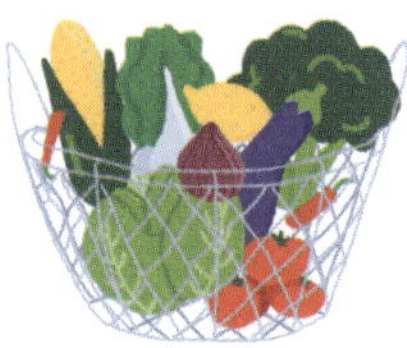

Des fruits et des légumes à tous les repas

Ces aliments, riches en antioxydants (vitamines A, C et E, polyphénols et caroténoïdes) sont essentiels, car ils vont permettre tout un tas de processus métaboliques au sein de la peau et l'aider à lutter contre les attaques oxydantes qui, avec les années et les agressions répétées, deviennent plus difficiles à contrer. Le bêta-carotène par exemple aide la peau à mieux se défendre contre les rayons UV. Il ne faut donc pas hésiter à ajouter des végétaux dans son assiette, pour atteindre les recommandations nutritionnelles de cinq par jour. *Grosso modo*, en mangeant un fruit et un légume à chaque repas, en variant les couleurs pour varier les bienfaits (tomate riche en lycopène ; carotte, abricot, brocoli, épinard en bêta-carotène ou en provitamine A, etc.), en consommant régulièrement du thé vert, des baies, des épices diverses et variées, des herbes fraîches, mais aussi de l'ail, de l'oignon, de l'échalote, ainsi que du chocolat noir (à 70 % minimum), le compte est bon !

Du bon gras !

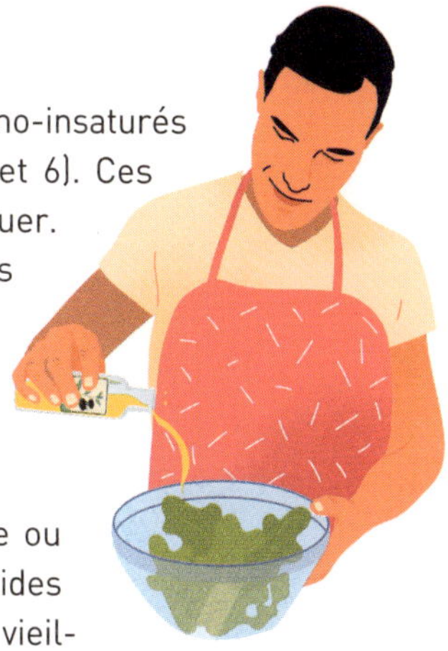

Même (et surtout) si vous surveillez votre ligne ! Oui aux acides gras mono-insaturés (huiles d'olive, d'avocat, graisse d'oie…) et polyinsaturés (oméga-3 et 6). Ces derniers sont très importants pour la peau, qui ne sait pas les fabriquer. Il faut donc les lui apporter *via* l'alimentation, car ces bonnes graisses protègent de la déshydratation en maintenant l'eau au sein de la peau. De plus, la qualité du film hydrolipidique dépend aussi de ces acides gras. Si votre peau est sèche ou très sèche, il faut peut-être revoir vos apports, en oméga-3 en particulier !

En revanche, les graisses animales (beurre, lard, charcuterie, friture ou celles que l'on trouve dans les plats préparés…) qui contiennent des acides gras saturés doivent être limitées. Car, à la longue, elles accentuent le vieillissement cutané et sont nocives en excès pour la santé.

Alors, quelle est la bonne dose ? Un peu de beurre frais sur vos tartines chaque matin, 1 cuillère à soupe d'huile d'olive (oméga-9) pour la cuisson et 1 cuillère à soupe d'huile de colza (oméga-3) pour l'assaisonnement. Et deux fois par semaine, mettez au menu des poissons gras : sardines, maquereaux, hareng, saumon (plutôt sauvage que d'élevage), riches en oméga-3.

Une hydratation régulière *in & out*

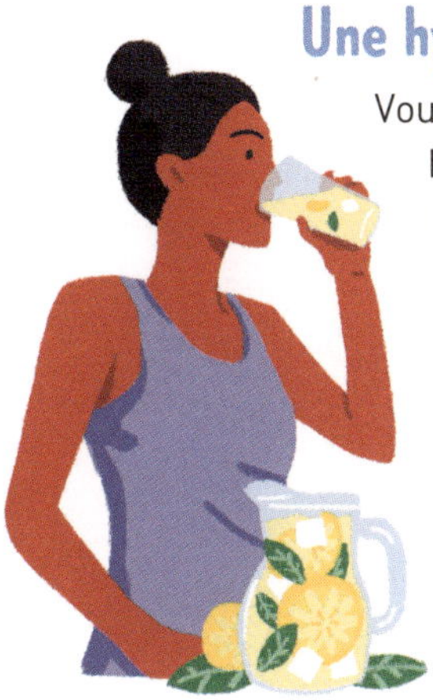

Vous êtes un vrai chameau ? Ne vous étonnez pas d'avoir la peau sèche ! Une hydratation quotidienne suffisante est en effet indispensable à la beauté et à la santé de la peau. Mais contrairement à une idée très répandue, cela ne dépend pas que de l'eau que nous buvons et ingérons *via* notre alimentation. Cela dépend aussi des lipides présents dans l'épiderme. Ainsi, le maintien d'une quantité suffisante d'eau est lié à certaines graisses, les céramides, qui composent le ciment de la couche cornée. Mais également à des substances nommées « facteurs naturels d'hydratation » ou NMF (*natural moisturizing factors* en anglais), dont le rôle est de capter, puis de retenir l'eau au sein de cette couche cornée, formant ainsi comme un couvercle occlusif. Boire au moins 1,5 litre d'eau chaque jour est important pour hydrater parfaitement son organisme. Cela dit, il est inutile de boire davantage dans l'optique de repulper son visage ! En revanche, appliquer un soin hydratant et nourrissant adapté se révèle toujours une bonne stratégie...

Une bonne hygiène, mais pas trop...

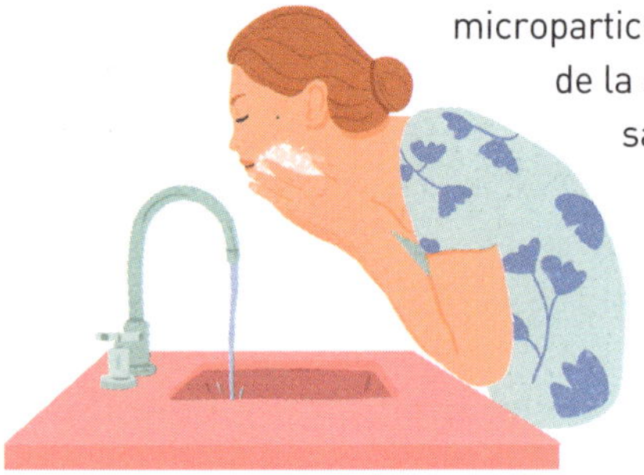

Sur le visage, la peau a besoin d'être nettoyée tous les jours, efficacement mais en douceur, pour éliminer toutes les salissures qui ont pu s'y accumuler telles que les microparticules de pollution, le sébum, les restes de maquillage, les excès de la sudation, etc. Sur le corps, à moins d'avoir un travail vraiment salissant, une douche quotidienne avec un léger savonnage suffit ! Trop de savon trop souvent risque surtout de décaper la peau et d'éliminer le film hydrolipidique protecteur et sa flore cutanée. On choisira donc des soins lavants de qualité, qui n'agressent pas l'épiderme, et surtout qui respectent son écosystème (voir p. 30 et 31). Elle pourra ainsi continuer à nous protéger efficacement contre les agressions extérieures...

Un sommeil super réparateur

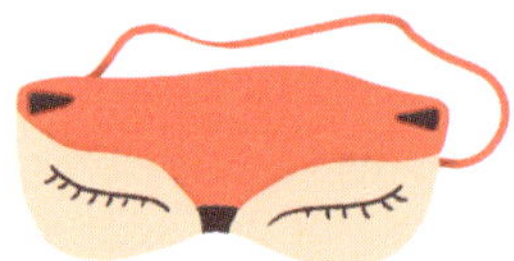

Cela paraît toujours évident, mais cela va mieux en le disant : oui, la peau ne retire que des bénéfices d'une nuit de sommeil réparateur ! C'est ce que montre la chronobiologie cutanée qui étudie les rythmes de la peau. C'est au cours de la première partie de la nuit qu'une phase de régénération, liée au renouvellement cellulaire, se met en marche. Ce mécanisme naturel est par exemple nécessaire à une bonne cicatrisation et à une réparation tissulaire. Si, le jour, notre peau se protège contre les agressions extérieures, la nuit est dévolue à la réparation des dommages induits pendant la journée. On a donc tout intérêt à filer au lit de bonne heure ! D'autant que des études ont montré que le manque de sommeil pouvait aggraver à la longue le vieillissement de la peau. Preuve en est, le teint terne et les cernes que nous pouvons déplorer après une nuit blanche ou trop courte...

EN CHIFFRES

2 300 récepteurs sont répartis sur chaque centimètre carré de la peau sur la pulpe de nos doigts ! Pas étonnant que le pouvoir du toucher soit si important...

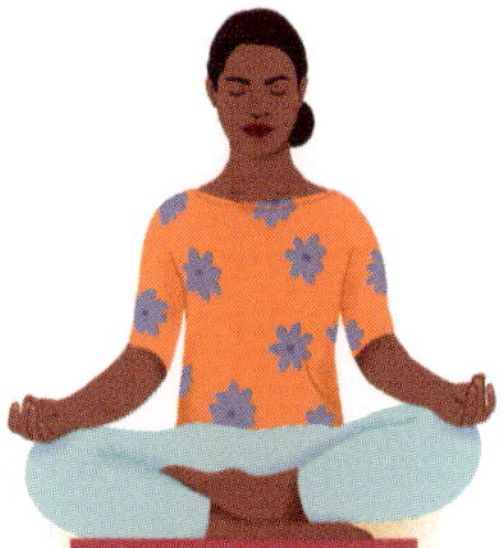

Chapitre 2

Quand la peau est fragilisée

Les agressions que subit notre peau sont, hélas, nombreuses et variées. On ne les connaît pas toujours bien et l'on s'en protège souvent mal... Soleil, intempéries, stress, tabac, pollution, manque de sommeil... : pour aider notre peau à préserver sa fraîcheur et sa beauté, on les évite au maximum !

Les pires ennemis d'une belle peau

Trop de soleil, trop souvent

Le soleil est le facteur n° 1 dans le vieillissement de la peau et dans l'apparition de cancers cutanés ! Mais il est aussi bénéfique, car il booste notre bonne humeur et nous permet de synthétiser de la vitamine D, indispensable à nos os. Il suffit de cinq minutes d'exposition plusieurs fois par jour pendant la moitié de l'année pour avoir son quota ! Pour bien vivre au soleil, retrouvez tous nos conseils de protection pages 22 et 34 !

L'impact très négatif du stress

Travail harassant, sommeil difficile, problèmes professionnels ou familiaux... Que ceux qui ne sont pas stressés lèvent le doigt ! Aujourd'hui, il est bien difficile de ne pas subir de tension. Et quand le stress devient chronique, il fait augmenter durablement la sécrétion de cortisol dans notre organisme. Ses répercussions sur la peau ont longtemps été mal connues, elles sont pourtant réelles. Cette hormone du stress entraîne une inflammation des tissus cutanés. La peau réagit différemment : par de l'acné, un vieillissement prématuré, une chute de cheveux... Plus embêtant, le stress est également impliqué dans certaines pathologies chroniques comme l'eczéma et le psoriasis, qu'il exacerbe. Faire baisser son niveau de stress a donc des répercussions, vous l'aurez compris, aussi sur la peau !

Peau et tabac ne font pas bon ménage

Les dermatologues sont unanimes, fumer est très mauvais pour la peau ! Des études nombreuses ont en effet montré que le tabagisme chronique, comme le soleil, était impliqué dans le vieillissement prématuré de la peau. La nicotine nuit à la microcirculation cutanée, qui se fait moins bien du fait d'une vasoconstriction des vaisseaux : les apports en nutriments et en oxygène sont moindres, la peau perd peu à peu de son éclat. Le tabac induit également des troubles de la cicatrisation, ainsi qu'une augmentation de la sécrétion de sébum et donc des lésions acnéiques. C'est aussi un facteur favorisant des maladies chroniques (psoriasis, eczéma, acné...). La fumée elle-même est nocive, car elle se dépose à la surface de l'épiderme, altère la fonction barrière et jaunit le teint.

Les méfaits de la pollution urbaine

Ses effets sur la santé sont connus depuis quelques années. Sur la peau, il a été prouvé assez récemment qu'elle accélère le vieillissement cutané. Les microparticules seraient responsables d'agressions régulières, qui rendent la peau des habitants des villes plus réactive. La pollution pourrait de plus être impliquée dans certains désordres pigmentaires, qui font le lit des taches brunes fréquentes sur le visage.

IL VAUT MIEUX LE SAVOIR

Trop de sucre, c'est mauvais pour la peau !

Être accro au sucre a des effets délétères bien au-delà de notre silhouette ! Le sucre est en effet à l'origine d'un phénomène naturel qui porte le nom de « glycation ». Il s'agit d'une sorte de caramélisation des fibres de collagène et d'élastine qui finissent par se rigidifier. Ce qui favorise le vieillissement cutané, l'apparition de rides et une perte de fermeté. On met donc la pédale douce sur les sucreries, et on remplace les sodas par de l'eau avec une rondelle de citron !

Ma peau n'est plus toute jeune !

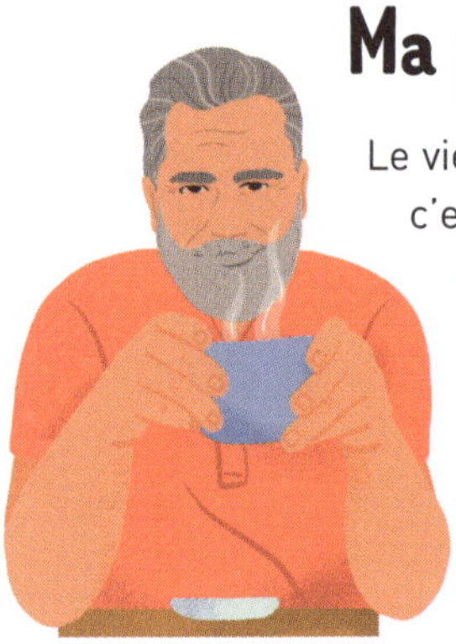

Le vieillissement intrinsèque de la peau ne commence qu'à la trentaine. Avant, c'est tout bénef : la peau est fraîche et tonique, elle récupère vite et bien. Mais, peu à peu, les années passant, et en fonction de notre mode de vie, elle va commencer à se marquer régulièrement.

Mais pourquoi apparaissent rides et ridules ?

À partir de 30-35 ans, selon son type de peau et ses habitudes de vie, on voit apparaître progressivement de fines ridules et quelques rides sur notre visage. Cela commence par le contour des yeux, le front, l'espace entre les deux sourcils (ride du lion). La peau devient moins pulpeuse, s'affine et récupère moins bien. À quoi cela est-il dû ? À l'intérieur de la peau, les fibres de collagène situées dans le derme commencent à être moins en forme, à décliner. Le derme, que l'on peut visualiser comme un petit matelas moelleux, perd peu à peu de son épaisseur et de son élasticité. Moins tendue, la peau se plisse en formant ces fines stries, si caractéristiques sur l'épiderme.

EN CHIFFRES

- À PARTIR DE 30 ANS, LE DERME PERD 6 % DE SON ÉPAISSEUR TOUS LES DIX ANS ! D'OÙ UNE PERTE DE FERMETÉ ET DE TONICITÉ DE LA PEAU...
- LES SPÉCIALISTES ESTIMENT QUE 80 % DU VIEILLISSEMENT CUTANÉ EST LIÉ À DES FACTEURS EXTRINSÈQUES (EXPOSITION SOLAIRE, TABAC, POLLUTION...).

Et la perte de fermeté, c'est dû à quoi ?

À partir de la quarantaine, l'ovale du visage commence à être moins bien défini, à perdre sa ligne nette. Quand on se regarde dans un miroir, c'est comme si nos traits devenaient un peu flous, comme attirés vers le bas par la pesanteur ! Si l'image est parlante, la réalité n'est pas loin. En effet, plus le temps passe et plus le vieillissement s'installe. La peau devient moins ferme non seulement parce que le derme s'amincit au fil des ans, mais aussi parce que nos os et la graisse de l'hypoderme, qui servent de soutien à la peau, commencent à s'atrophier.

Mon teint n'est plus très homogène, pourquoi ?

Plus les années passent et moins la peau a un aspect uniforme, l'épiderme devient plus mince, le renouvellement cellulaire ralentit, tandis que la couche cornée a tendance à s'épaissir. Plusieurs facteurs y concourent. En premier lieu, le soleil et ses rayons. Ils sont responsables de taches hyperpigmentées, de rougeurs, de petites cicatrices, qui peuvent laisser des traces indélébiles après un bouton, par exemple. Près du nez et sur les joues, une couperose peut également s'installer, caractérisée par des rougeurs et des microvaisseaux, visibles de manière permanente.

Le ralentissement des fonctions de la peau dû au vieillissement entraîne un renouvellement cellulaire moins performant. Les cellules mortes s'accumulent à la surface de l'épiderme, rendant le teint moins net, moins clair. Quant à la microcirculation, elle se fait moins bien. Cela affecte les échanges au sein de la peau et rend le teint moins lumineux.

Les changements s'accentuent passé 50 ans...

Pour les femmes, à partir de la ménopause, le déséquilibre hormonal, lié à l'arrêt de la sécrétion d'œstrogènes, va également jouer un rôle non négligeable au niveau cutané. Des altérations surviennent progressivement, qui vont se lire sur la peau : celle-ci devient plus sèche, moins souple et élastique, et s'affine. Rides et ridules, taches et dyschromies (irrégularités du teint) tendent à s'accentuer. Un traitement hormonal de la ménopause (THM) peut alors avoir une action positive pour contrer ou ralentir ce vieillissement cutané.

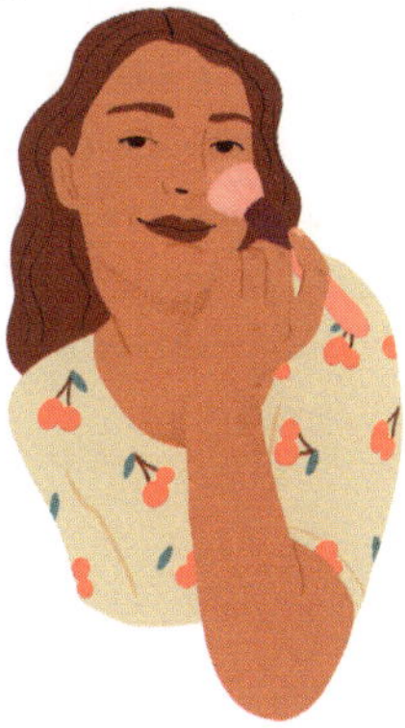

Les effets délétères de l'exposition solaire

Ah, le bonheur de s'exposer au soleil… Qu'ils soient doux ou ardents, ses rayons sont loin d'être inoffensifs ! Mieux vaut connaître les risques et s'en prémunir pour ne profiter que de ses bienfaits… à dose raisonnable, bien sûr.

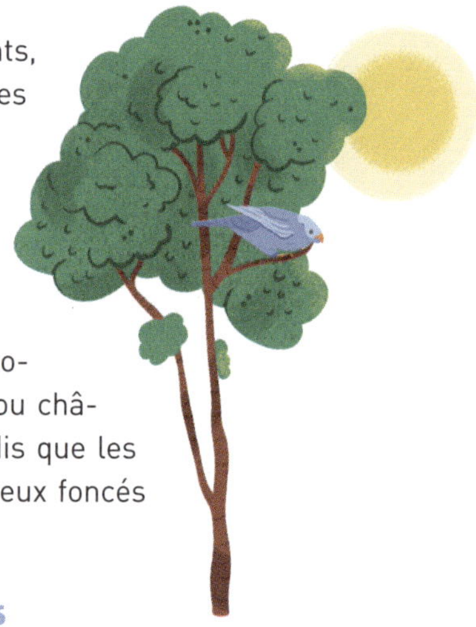

Les coups de soleil, ça brûle…

Aïe, aïe, aïe ! Qui n'est jamais rentré de la plage avec de belles marques écrevisse sur les épaules ou sur les cuisses ? Les phototypes 1, 2 et 3 (peaux très claires à claires, cheveux roux, blonds ou châtains) sont les plus susceptibles d'attraper un coup de soleil. Tandis que les phototypes 4, 5 et 6 (de la peau mate, cheveux châtains à bruns, yeux foncés à la peau foncée ou noire) ont bien moins de risques de brûler.

LE BON CONSEIL DE Dr. Good!

Si vous devez passer de longues heures derrière une fenêtre, en voiture ou même au bureau, n'oubliez pas de mettre de la crème solaire ! Présents toute l'année, les UVA ne sont pas arrêtés par les vitres. Et comme ils sont impliqués à la fois dans le vieillissement cutané et la survenue de cancers de la peau, mieux vaut vraiment s'en méfier…

On protège bien les enfants

Mais le coup de soleil est surtout dangereux pour les enfants. Ce sont en effet ces brûlures de la petite enfance et de l'adolescence qui prédisposent à l'apparition de cancers cutanés à l'âge adulte. *Primo*, la peau de l'enfant est moins épaisse et contient moins de mélanine, elle est donc moins protégée du soleil. *Secondo*, les radiations vont avoir une action sur des cellules jeunes, qui vont être abîmées. Cela va induire plus de dégâts. *Tertio*, le système immunitaire de la peau est moins mature. Autant de bonnes raisons pour ne pas exposer exagérément les enfants, qui passent beaucoup plus de temps à l'extérieur que les adultes. Se protéger correctement avec des vêtements anti-UV, un chapeau ou une casquette, des lunettes et de la crème solaire à indice élevé demeure la meilleure option à tout âge !

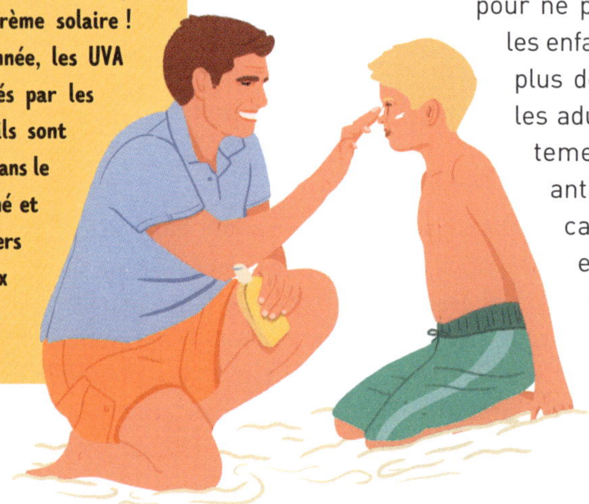

Le photovieillissement qui arrive sans crier gare

Connaissez-vous ces photos de jumelles, dont l'une ne s'est pas exposée au soleil, tandis que l'autre a pris le soleil toute sa vie ? La première a le teint clair, quelques rides et des marques du temps relativement peu nombreuses. La seconde, la peau ridée comme un vieux parchemin, abîmée et tachée. Ce vieillissement est dû en grande partie aux rayons UVA, aux UVB (voir ci-dessous) pour une petite part, et aux rayons infrarouges qui dessèchent la peau. En pénétrant plus ou moins profondément, ces rayons endommagent les cellules de l'épiderme et du derme, et notamment les fibres de collagène et d'élastine. Ce qui accélère le vieillissement cutané et ce qui favorise l'apparition des rides, des ridules, des taches pigmentées, et une baisse de la fermeté de la peau.

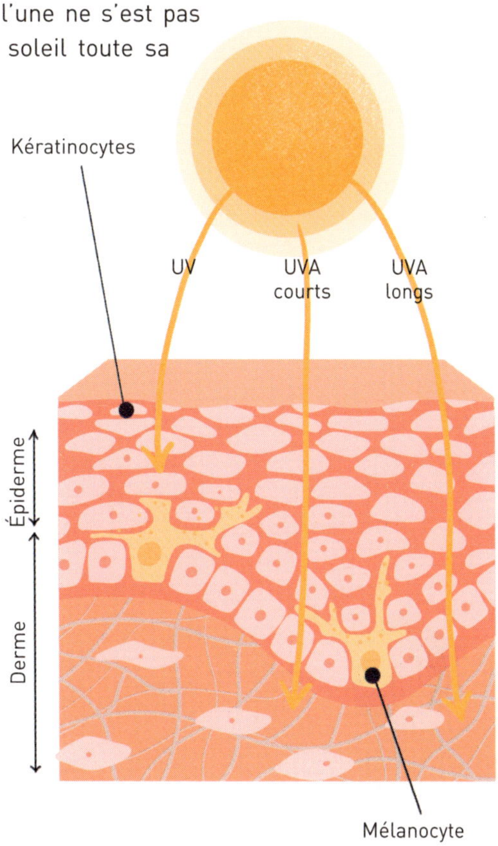

Les UVA et les UVB, des rayons dont il faut se méfier

Pour mémoire : UVA comme âge, car ce sont eux qui font vieillir précocement la peau en altérant les fibres de collagène et d'élastine, et UVB comme brûlures, car ils sont davantage responsables des coups de soleil. Les UVA pénètrent plus profondément dans la peau et en plus grand nombre que les UVB. D'où leur nocivité, car ils peuvent également induire des modifications cellulaires, génératrices de cancers cutanés. Les UVB stimulent quant à eux la production de mélanine, ce qui donne un hâle à la peau.

Quand la pigmentation s'emballe...

Il suffit d'un peu trop de soleil, d'exposition sans protection... et les cellules qui produisent le hâle (mélanocytes) se mettent à produire trop de pigment foncé de manière totalement anarchique ! Très fréquents et touchant quasiment tous les phototypes, les désordres pigmentaires augmentent avec l'âge et les années d'exposition aux UV. Les taches brunes sont le plus souvent des lentigos (taches solaires) ou des mélasmas (voir ci-dessous). Reste que les boutons triturés et les traces de parfum (ainsi que certains médicaments photosensibilisants) peuvent aussi laisser des marques sur la peau...

Des lentigos solaires apparaissent !

Aussi appelés indument « taches de vieillesse », car ils commencent à apparaître à la quarantaine, les lentigos sont directement causés par les rayons UV. Ces taches sont ovales ou arrondies, beiges ou plus foncées, planes et de taille variable. Elles se concentrent sur les zones exposées : visage, mains, bras, jambes, décolleté, épaules, crâne, oreilles...

Un mélasma peut s'installer

Ce sont des taches en nappe, principalement sur le visage, sur les joues, les pommettes, le front et la lèvre supérieure. Également nommées « masque de grossesse », elles apparaissent souvent après une exposition lors de la grossesse ou sous contraceptif. Mais peuvent également toucher les hommes...

ALERTE
FAKE NEWS !

Les cabines UV préparent au bronzage

Non seulement ces rayons artificiels ne préparent pas au bronzage, mais des études sérieuses ont prouvé qu'ils augmentaient le risque de cancer de la peau ! Ces cabines sont donc à fuir... même quand on est déjà bronzé et que l'on souhaite prolonger un peu son hâle.

Quand des lésions dues au soleil surviennent...

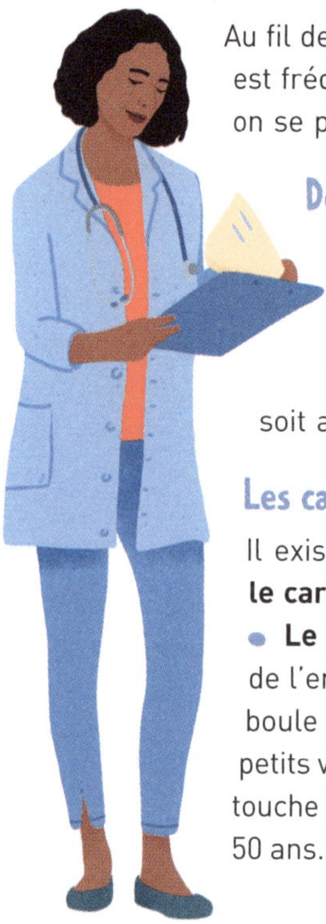

Au fil des années, quand on a pris beaucoup de soleil, sans trop se protéger, il est fréquent de voir apparaître sur la peau des petites dégénérescences, dont on se passerait volontiers !

Des kératoses solaires (ou actiniques)

Elles se présentent sous la forme d'une plaie avec une croûte, rugueuse au toucher, qui cicatrise difficilement, localisée sur les zones exposées. N'attendez pas pour montrer ce type de lésion précancéreuse à un dermatologue. Il pourra les éliminer facilement, soit avec de la cryothérapie (azote liquide), soit par un traitement local.

Les cancers cutanés

Il existe deux types de cancers de la peau induits par les rayons solaires : **le carcinome** (basocellulaire ou épidermoïde) et le mélanome.

- **Le carcinome,** moins connu, mais plus fréquent, représente environ 80 % de l'ensemble des cancers cutanés. Il se présente sous la forme d'une petite boule (papule) de quelques millimètres, indolore et non pigmentée, avec des petits vaisseaux visibles, ou sous l'apparence d'une petite plaque squameuse. Il touche davantage les hommes que les femmes et apparaît le plus souvent après 50 ans. Un traitement chirurgical simple suffit le plus souvent à le soigner, lorsqu'il est détecté précocement. Quand il est pris en charge tardivement, le traitement chirurgical est plus lourd et peut entraîner des séquelles esthétiques ou fonctionnelles.

- **Le mélanome**, s'il ne représente que 10 % des cancers cutanés, est le plus dangereux ! On compte près de 10 000 nouveaux cas chaque année en France. Il apparaît sur une peau saine sous la forme d'une tache pigmentée semblable à un grain de beauté, mais très irrégulier. Plus rarement, il survient sur un grain de beauté qui dégénère. S'il n'est pas détecté rapidement, il peut se développer et produire des métastases.

Surveiller soi-même ses grains de beauté ?

Tous les trois mois, à l'aide d'un miroir, faites l'inventaire de vos grains de beauté en appliquant la méthode ABCDE :

- **A comme asymétrie :** il n'est ni rond ni ovale, et ni sa teinte ni son relief ne sont bien répartis au centre.
- **B comme bords irréguliers :** ses bords sont mal délimités, il n'a pas une forme nette.
- **C comme couleur non homogène :** il n'est pas d'une seule et même couleur mais de plusieurs teintes différentes (noir, marron, bleu, rouge, blanc).
- **D comme diamètre :** sa taille a augmenté récemment.
- **E comme évolution :** il a changé soudainement de taille, de forme, de couleur ou d'épaisseur.

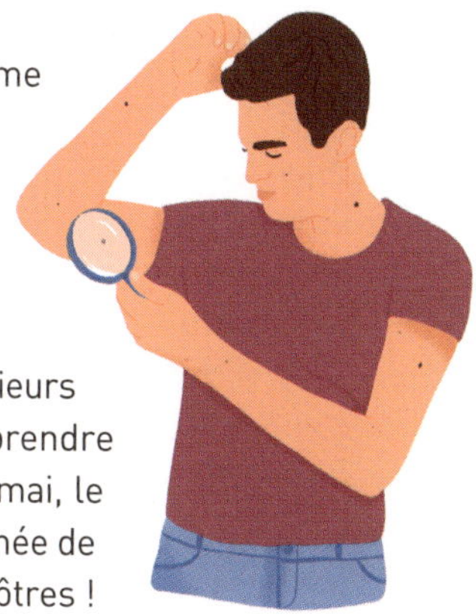

Attention, pas de panique ! Ce n'est pas parce que vous avez un ou plusieurs de ces signes que vous avez un mélanome. Mais cela justifie de prendre rendez-vous rapidement pour avoir un avis médical. Tous les ans en mai, le Syndicat national des dermatologues vénéréologues organise une journée de dépistage gratuit des grains de beauté. Profitez-en pour montrer les vôtres !

Quand la peau a une pathologie chronique

D'après une étude récente de la Société française de dermatologie, un Français sur trois souffre d'une maladie de peau, des cheveux ou des ongles. Les femmes étant plus touchées que les hommes (33 % contre 28 %). Malheureusement, ces pathologies cutanées sont le plus souvent considérées comme peu graves, donc pas assez traitées. On sait pourtant qu'elles ont de fortes répercussions sur la qualité de vie. D'où l'importance de consulter pour sa peau ! D'autant que nous sommes tous concernés à un moment ou à un autre au cours de notre vie. Pour les traitements de ces maladies cutanées, reportez-vous à la page 56.

STOP AUX IDÉES REÇUES

L'alimentation n'a rien à voir avec l'acné !

On sait aujourd'hui que c'est faux. En effet, l'acné a une composante inflammatoire. Pour abaisser cette inflammation, tous les aliments qui la favorisent sont à éviter. Exit donc la *junk food*, les aliments ultratransformés tels que les plats industriels, les viennoiseries, les laitages industriels, les sodas... Et vive les recettes maison équilibrées !

L'acné, de l'adolescence à l'âge adulte

L'acné touche près de 90 % des adolescents, il semble donc difficile d'y échapper à cette période de la vie ! Plus surprenant en revanche, la survenue d'une acné adulte, qui affecte près de 40 % des femmes après 25 ans ! Cette maladie cutanée est multifactorielle : elle se caractérise par une hyperproduction de sébum, un épaississement de la couche cornée (hyperkératinisation) et une inflammation due à la prolifération d'une bactérie nommée *Cutibacterium acnes*.

Des boutons à l'âge des premières rides !

Si les causes de l'acné de l'ado sont bien connues, celles de l'adulte sont moins claires ! Il semblerait que les cellules cutanées soient trop sensibles aux sécrétions de certaines hormones, ce qui induit une surproduction de sébum de mauvaise qualité. Le stress et le facteur génétique pourraient également être en cause... Les lésions ne sont pas toujours semblables à celles des ados : peu nombreuses mais inflammatoires et localisées sur le bas du visage, favorisées par les fluctuations hormonales, notamment en début de cycle. Autre facteur à ne pas négliger, les traces laissées par ces boutons sur la peau, plus importantes chez les adultes : ce sont des marques hyperpigmentées (plus foncées que la carnation) dues à l'inflammation et des cicatrices en creux, qui vont demeurer sur le visage.

L'eczéma

Du bébé à la personne âgée, en passant par le jeune adulte, l'eczéma peut toucher toutes les générations. Mais il faut différencier l'eczéma de contact, provoqué par la proximité avec un allergène, et l'eczéma atopique.

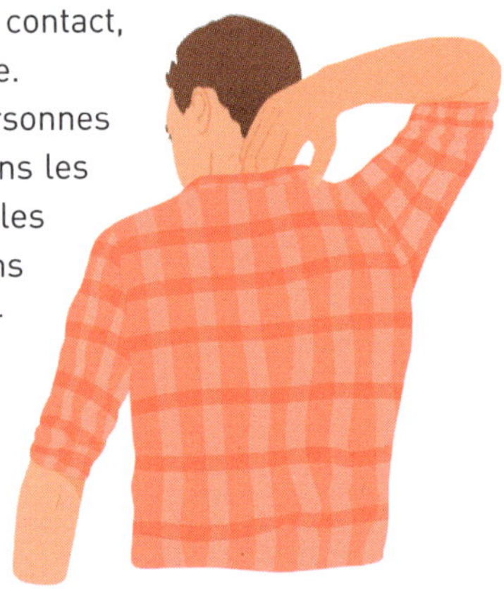

- **Dans le premier cas,** il est fréquent et touche 15 à 20 % de personnes en Europe. Les allergènes les plus fréquents sont contenus dans les cosmétiques, parfums ou produits de soin, les vêtements ou les accessoires (boucle de ceinture ou de montre). Les manifestations sont des lésions cutanées avec des vésicules et des démangeaisons, accompagnées parfois d'un œdème.
- **Dans le second cas,** l'eczéma ou dermatite atopique est une maladie de peau inflammatoire et récidivante relativement fréquente dans les pays occidentaux. Elle touche en effet 10 à 15 % des enfants et 4 % des adultes en Europe. Elle évolue

par poussées de plaques rouges et suintantes, qui se transforment en croûtes, sur une peau très sèche. Dans la plupart des cas, elle s'améliore avec l'âge, car le système immunitaire s'apaise en vieillissant. Et parfois, elle prend la forme d'une autre maladie comme l'asthme, le rhume des foins, les allergies alimentaires.

Le psoriasis

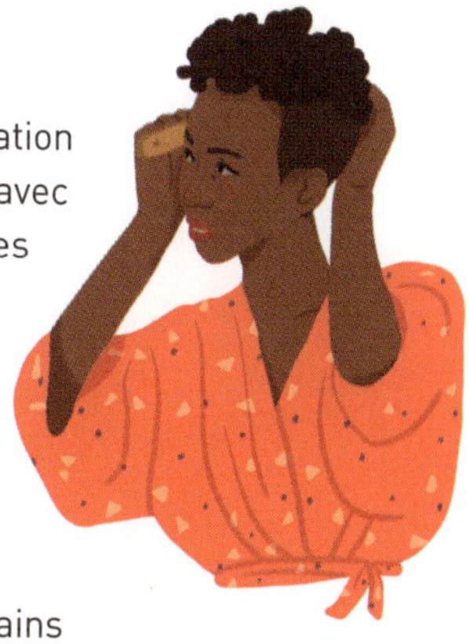

Cette pathologie inflammatoire de la peau affecte environ 3 % de la population en France. Elle est le plus souvent liée à une prédisposition génétique avec des antécédents familiaux. Les lésions se caractérisent par des plaques rouges et blanches, sèches et squameuses, bien délimitées sur les zones de frottement : coudes, genoux, dos, mais aussi cuir chevelu et visage. Elles sont dues à une prolifération accélérée des cellules de l'épiderme qui se renouvellent tous les cinq ou six jours au lieu des vingt-huit jours habituellement. Non contagieuse, cette maladie a une évolution difficilement prévisible. Elle alterne entre poussée et période de rémission, l'été le plus souvent, le stress jouant un rôle de déclencheur ou d'aggravation. Certains médicaments ou frottements peuvent également être des facteurs favorisants.

La rosacée

Sous ce joli nom qui rappelle la rose se cache une maladie de peau chronique et affichante qui touche 4 millions de personnes à la peau claire en France, dont une majorité de femmes, le plus souvent entre 40 et 50 ans. Les causes de cette affection demeurent assez mystérieuses, mais il existe une origine vasculaire et une prédisposition génétique, et la présence sur la peau d'un acarien et de bactéries, qui favorisent l'inflammation.

On connaît plus souvent le terme de « couperose », qui est un des symptômes de cette maladie inflammatoire caractérisée par des rougeurs du visage plus ou moins permanentes (*flushes*). Dans certains cas avancés, les boutons qui apparaissent ressemblent à ceux de l'acné. Cette maladie, où la peau rougit pour un rien, est souvent mal vécue. D'autant que, fréquemment, ces rougeurs localisées sur le nez et les joues peuvent passer pour un signe d'alcoolisme.

DITES-MOI DR.GOOD ?

Pourquoi est-ce que la peau rougit ?

Parce qu'au contact d'un facteur déclenchant (voir le traitement de la rosacée, p. 59), les petits vaisseaux de la peau se dilatent, ce qui provoque un afflux sanguin au niveau du visage et l'apparition de rougeurs. Qu'il s'agisse d'un *flush* passager ou de rougeurs permanentes, tout le monde peut être concerné. Elles peuvent apparaître à tout âge et ont tendance à s'accentuer avec le temps. C'est souvent un signe de la sensibilité de la peau...

L'ordonnance santé

À présent, vous connaissez un peu mieux cet organe complexe qu'est la peau. Voici un petit rappel des points les plus importants à retenir pour l'aider à conserver longtemps toutes ses qualités…

1. *La peau est une barrière de protection :* sans elle, pas de vie possible ! La peau est un organe vital qui nous protège efficacement contre les agressions telles que la chaleur, le soleil, le vent, l'eau, les produits chimiques, les allergènes, mais aussi des chocs et des pressions.
2. *C'est aussi une usine multifonction performante :* à la fois réservoir d'eau, bouclier contre les infections, régulateur de la température corporelle, fabrique d'hormones, grande communicante et organe sensible du toucher.
3. *Elle nécessite des soins réguliers :* respecter les besoins basiques de la peau, c'est respecter son équilibre, son bien-être et donc sa beauté ! L'hygiène, l'hydratation et la prévention du vieillissement cutané s'avèrent essentielles au quotidien.
4. *Elle change tout au long de la vie :* les années qui passent ont des effets inéluctables sur les propriétés de notre peau ! En limitant les facteurs qui l'abîment ou la font vieillir prématurément, vous vous assurerez plus longtemps une peau douce, souple, confortable, qui réagit mieux aux agressions quelles qu'elles soient.
5. *C'est un organe à la fois résistant et fragile :* quand elle est en bonne santé, elle protège efficacement notre organisme. Mais elle devient plus vulnérable quand elle est malade et nécessite des soins adaptés pour retrouver et conserver un équilibre.

Partie 2

Le coaching de Dr.Good !

Des conseils de copines, des crèmes et des sérums qui coûtent un bras... vous en avez plein ! Mais avez-vous accès à des recommandations de spécialistes, assorties de rituels efficaces pour prendre soin de votre épiderme chaque jour ? C'est ce que nous vous proposons dans cette deuxième partie. Car la prévention est la meilleure solution non seulement pour le bien-être quotidien de votre peau, mais aussi pour qu'elle vieillisse en beauté.

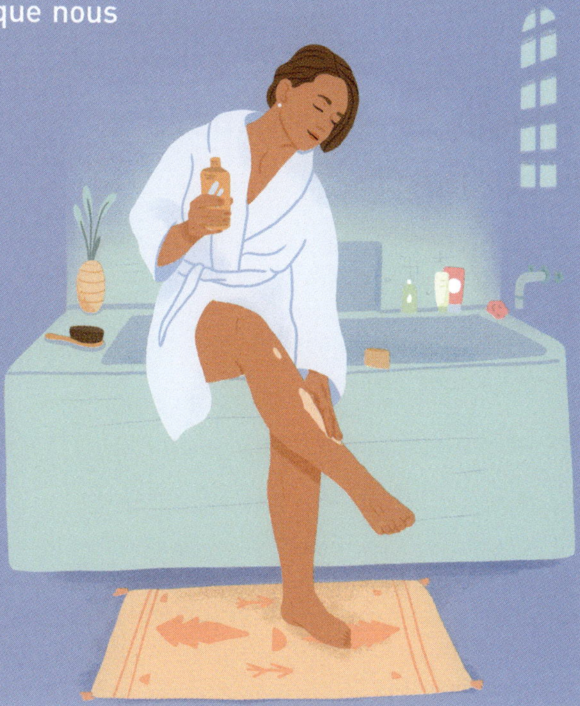

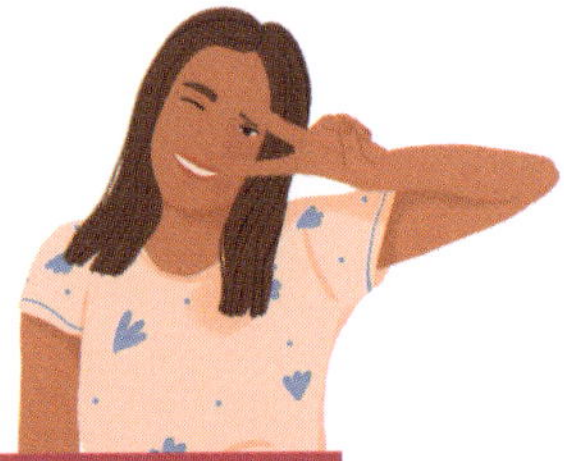

Chapitre 1

Je garde une belle peau toute ma vie

Petite question essentielle : est-ce que vous vous habillez de la même façon en été et en hiver ? Non ? Eh bien, pour prendre soin de votre enveloppe cutanée, c'est exactement pareil ! Pour qu'elle soit tout à fait à son aise, soignez-la avec des soins protecteurs différents selon qu'elle est exposée au soleil ou au froid.

Ma routine « belle peau » au quotidien

Nettoyage et hydratation tant pour le visage que pour le corps sont les deux piliers d'une peau saine ! En faisant place nette chaque jour, avec des produits lavants qui ne perturbent pas son équilibre protecteur, notre barrière cutanée se porte mieux…

De la douceur avant tout pour mon visage

Le matin, une toilette de chat

Une vaporisation d'hydrolat de rose, de fleur d'oranger ou d'eau thermale apaisante, ou encore une lotion (rincée avec une pulvérisation d'eau thermale) suffisent pour réveiller et rafraîchir la peau le matin. Séchez-la en tamponnant doucement le visage.

LE BON CONSEIL DE Dr.Good!

Connaissez-vous les bienfaits des eaux thermales ? Très pures, elles ont une composition minérale et biologique qui leur confère des propriétés apaisantes, anti-inflammatoires, anti-irritantes… Elles peuvent être utilisées au quotidien par toutes les peaux, pour calmer les rougeurs et les irritations, pour rafraîchir et hydrater l'épiderme. Mais aussi pour fixer le maquillage ou calmer le feu du rasoir !

Le soir, un vrai nettoyage

Pour éliminer toutes les salissures (sébum, sueur…) et les particules de pollution, qui génèrent des radicaux libres, nettoyez votre visage même si vous n'êtes pas maquillée ! Allez-y doucement pour ne pas irriter votre épiderme et utilisez un produit respectueux du film hydrolipidique. Selon vos envies et les besoins de votre épiderme :

- Si votre peau est plutôt sèche, sensible ou mature, optez pour le duo lait + lotion tonique ou pour une huile démaquillante.
- Si elle est normale ou mixte à grasse, choisissez une mousse ou un gel lavant sans savon.
- Si vos yeux sont maquillés, utilisez un produit spécial regard, doux et formulé pour cette zone sensible.
- Terminez par une vaporisation d'eau thermale pour rincer votre épiderme et neutraliser les effets desséchants de l'eau du robinet.
- Si vous appréciez surtout l'eau micellaire, privilégiez celles qui contiennent des actifs hydratants et nourrissants, et rincez tout de même votre peau avec une vaporisation d'eau thermale.
- Évitez les lingettes, car elles ne nettoient pas bien la peau et ne sont pas du tout *ecofriendly* !

LE BON CONSEIL DE Dr.Good!

Attention au « savon » avec lequel vous vous lavez ! Plutôt qu'un vrai savon ou qu'un gel douche lambda qui sent bon la vanille, mais peut se révéler irritant, choisissez un produit qui n'altère pas la barrière cutanée. Par exemple, un pain dermatologique, un gel douche ou une huile de douche, le tout sans savon. Et on ne force pas sur la dose !

COMMENT CHOISIR SES COSMÉTIQUES ?

Difficile de s'y retrouver tant le choix est vaste ! Voici quelques indications :

- **Ciblez les produits dont la liste d'ingrédients est courte : entre 10 et 15 composants, c'est bien. Sachez que les six ou sept premiers de la liste sont ceux qui sont en plus grand nombre dans le produit.**
- **Attention s'ils contiennent de l'alcool ou trop de conservateurs, car cela déséquilibre la flore cutanée et risque de fragiliser les peaux sensibles. Ceux-ci doivent figurer en dernier dans la liste.**
- **Préférez les flacons pompe aux pots. Ils contiennent moins de conservateurs, car leur formule est mieux protégée par le contenant.**
- **Apprenez à déchiffrer les noms des actifs en cherchant sur Internet. Et sachez que notre réglementation en matière de cosmétique est l'une des plus strictes au monde !**

Pas de décapage sur mon corps

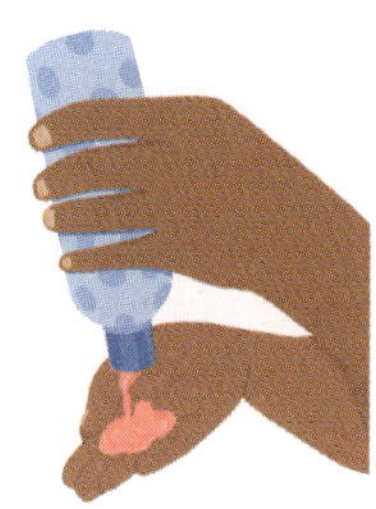

Plus épaisse et moins fragile que sur le visage, la peau du corps ne mérite pas moins d'attention ! Pour supprimer les salissures sans pour autant éliminer son film hydrolipidique, mieux vaut une douche rapide à un bain chaud, plus desséchant. Vous aimez quand ça mousse ? D'accord, mais l'équivalent d'une noix de gel lavant suffit pour laver tout le corps... Si vous aimez vous laver avec un gant, pas de soucis, à condition toutefois de le changer régulièrement, pour éviter qu'il ne se transforme en nid à microbes. Essuyez votre peau doucement en la tamponnant, avec une serviette en coton propre.

L'hydratation, c'est le must pour la peau

C'est le b.a.-ba pour conserver longtemps une peau en bon état ! Toutes les peaux ont besoin d'être hydratées, sur le visage et sur toutes les zones du corps. Sachant qu'une peau sèche ou déshydratée se ride davantage qu'une peau bien hydratée, on a tout à y gagner ! Elle sera plus pulpeuse, plus souple, plus douce...

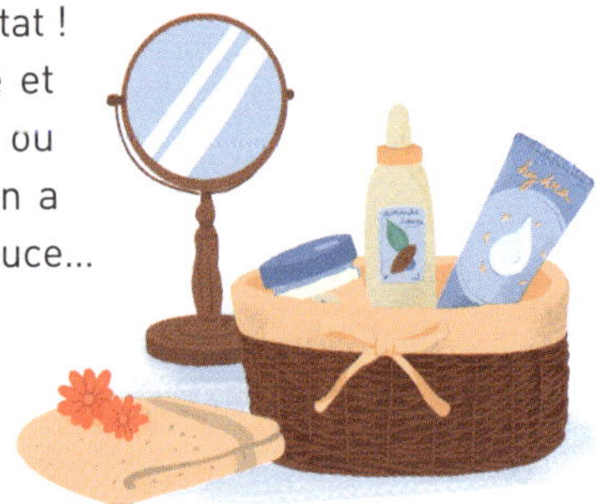

Sur le visage, appliquez un soin hydratant matin et soir (un soin antiâge est hydratant lui aussi, rassurez-vous !). Cela permet à la peau d'assurer son rôle de barrière et de bien résister aux agressions extérieures. Choisissez ce soin en fonction de vos besoins : si votre peau est mixte ou grasse, ciblez un soin fluide, non comédogène. Si au contraire elle est plutôt sèche, mature ou déshydratée, c'est un soin riche en lipides dont vous avez besoin.

IL VAUT MIEUX LE SAVOIR

Le parfum ? Pas top pour la peau...

Sensibilisant, le parfum est un ingrédient qui ne fait pas bon ménage avec la peau, particulièrement quand elle est sensible. Mieux vaut donc ne pas le vaporiser directement sur votre cou. L'astuce ? Le diffuser en hauteur et le laisser imprégner votre chevelure et vos vêtements...

Hydratez aussi votre corps, après la toilette, lorsque la peau est encore un peu humide : le soin pénètrera plus facilement. Choisissez un soin hydratant en fonction des besoins de votre peau (de la saison, de vos envies) : un lait corporel plus ou moins riche pour une peau normale, une crème pour avoir plus de confort si la peau est sèche ou déshydratée, un baume si la peau est dénutrie (ou s'il fait très froid) ou un beurre ultrariche pour se masser. Une huile végétale, quant à elle, nourrit et satine merveilleusement la peau... Sur les mains et sur les pieds, des soins formulés pour ces zones spécifiques, très nourrissants et non collants, peuvent être nécessaires pour apporter un confort immédiat à la peau.

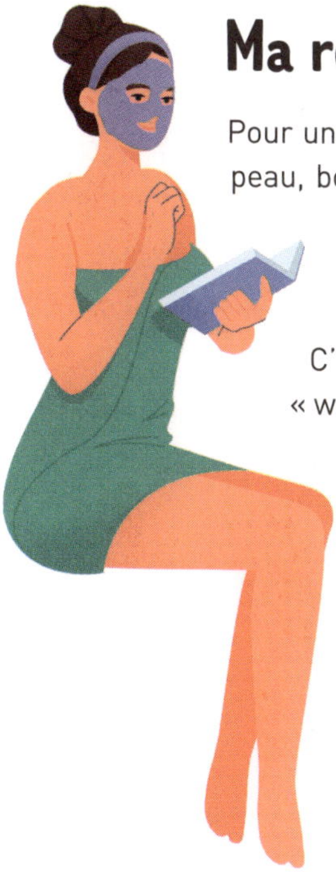

Ma routine hebdomadaire

Pour une peau douce, lisse, fraîche et qui respire la santé, à vous le rituel « belle peau, bonne mine » qui stimule les cellules cutanées et permet de faire le plein d'hydratation.

Un masque, et ça repart !

C'est le soin de beauté facile à faire à la maison et qui offre un résultat « waouh » quel que soit son type de peau. Le principe est simple : ce sont des actifs concentrés sur un support en tissu, en biocellulose, en hydrogel, ou plus classiquement dans une crème. Il peut être exfoliant, nourrissant et hydratant (profils **1** et **3**) ou antiâge (**profil 4**), et contenir des ingrédients nourrissants et hydratants tels que les céramides, le squalane, l'acide hyaluronique ou de la vitamine C, pour doper l'éclat du teint. Il peut également être purifiant et destiné aux peaux à problèmes (**profil 2**).

La bonne fréquence ? Une fois par semaine ou la veille d'une occasion spéciale pour un effet « bonne mine ». Idem après l'été, pour réhydrater sa peau en profondeur, une cure de trois semaines sera la bienvenue.

Mettez la gomme...

Le gommage n'est pas toujours indispensable avant un masque ! Tout dépend de l'état de votre peau. Un gommage hebdomadaire peut se justifier si votre peau est normale ou mixte à grasse (profils **1** et **2**), en prenant soin d'utiliser un produit doux (enzymatique ou avec des billes de jojoba), avec une texture moelleuse. Sachant que le renouvellement cellulaire est de vingt-huit jours, sur une peau sèche ou sensible (profils **3** et **4**) un gommage mensuel peut suffire. En cas d'acné avec des lésions inflammatoires, oubliez le gommage, qui peut faire plus de mal que de bien ! Dans tous les cas, allez-y doucement en massant du bout des doigts plutôt qu'en frottant vigoureusement...

Un sauna facial facile

Pour purifier votre peau et éliminer les toxines, offrez à votre visage un bon bain de vapeur. C'est une méthode simple et efficace pour faire peau neuve. Munissez-vous

DITES-MOI DR.GOOD ?

Le maquillage peut-il « encrasser » la peau ?

Le problème se pose surtout en cas de peau grasse ou acnéique. Certaines poudres de soleil, fards à joues et fonds de teint peuvent en effet être responsables de comédons et de boutons. Pour ces peaux, il est donc important de choisir des produits de maquillage non comédogènes, de bien laver ses éponges et pinceaux après chaque usage, et bien sûr de se démaquiller consciencieusement chaque soir...

d'un grand bol, ajoutez de l'eau très chaude et 4 gouttes (pas plus) d'huile essentielle de rose ou de bois de rose si votre peau est sèche (**profil 4**), ou de tea tree en cas de peau mixte ou grasse (**profil 2**). Penchez-vous au-dessus du bol pendant cinq à dix minutes, en mettant une serviette sur votre tête pour conserver la chaleur. Fermez-les yeux et détendez-vous ! À éviter en revanche si votre peau est réactive.

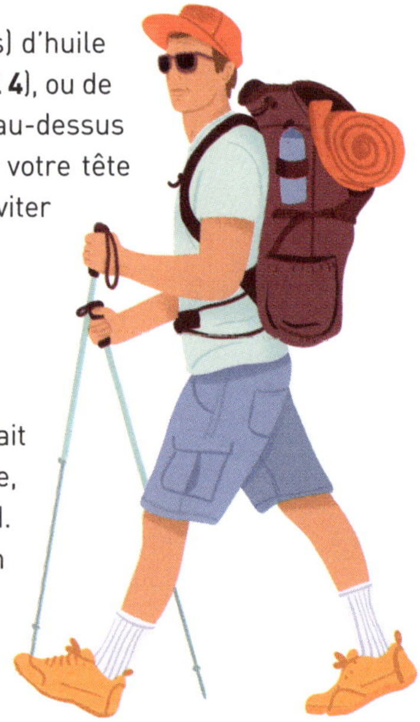

Ma routine sous le soleil

Levez le doigt, ceux qui n'aiment pas le soleil ! Parce qu'il nous fait du bien, nous met le moral au beau fixe et nous donne bonne mine, on aime déjeuner en terrasse et se prélasser sur le sable chaud. Mais c'est encore mieux quand on le fait raisonnablement et bien protégé(e), non ?

Préparatifs de vacances

Le bon réflexe : commencer une cure de gélules solaires trois semaines avant de s'exposer et la poursuivre pendant toute la durée de l'exposition au soleil permet de renforcer la résistance de la peau face au stress induit par les rayons solaires. Elles sont particulièrement recommandées pour les peaux claires et très claires, et si vous avez tendance à prendre des coups de soleil. Elles sont très utiles pour limiter la survenue d'une lucite estivale bénigne (LEB), une réaction aux rayons UV, caractérisée par une éruption de petits boutons. Attention, ces petites capsules ne remplacent pas la protection solaire et ne doivent pas vous inciter à rester plus longtemps au soleil !

→ Choisissez celles qui contiennent une association de différents antioxydants, dont le sélénium, les vitamines A, C et E, le cuivre et des caroténoïdes (bêta-carotène, lycopène, lutéine…), avec aussi des acides gras essentiels, des flavonoïdes, des probiotiques…

ÊTES-VOUS TANOREXIQUE ?

Première arrivée sur la plage et dernière à en partir ? Si vous êtes concernée, sachez que la tanorexie est une dépendance au bronzage. Le plaisir ressenti lors de l'exposition solaire, *via* les endorphines sécrétées, rend le bronzage irrépressible, malgré les dangers connus des expositions répétées au soleil. Cette addiction, plutôt féminine, pousse même à aller faire des UV en cabine, tout au long de l'année, pour entretenir son hâle.

S'exposer sans risque

Sous le soleil, on profite mais on se protège aussi contre les rayons UV ! Pour choisir la protection adéquate, il faut prendre en compte la couleur de sa peau (son phototype, donc) – sachant que les peaux claires sont plus à risque que les peaux foncées – et son lieu de vacances ! Si vous êtes un adulte à la peau normale, choisissez votre solaire préférée avec un SPF de 20 (en cas de peau mate ou foncée), de 30 (peau moyenne) ou de 50 (peau claire). Pour les enfants de plus de 3 ans (avant, c'est non pour l'exposition) et les ados, préférez un SPF30 ou 50. Attention, il faut savoir qu'un produit solaire, même avec un SPF50 ou 50+, ne protège pas à 100 % des UV...

Le bon mode d'emploi

- Exposez-vous aux bonnes heures : avant 11 h du matin et après 16 h l'après-midi, c'est l'idéal.
- Mettez un tee-shirt, une casquette ou un chapeau, des lunettes de soleil et votre protection solaire en quantité suffisante (au moins quinze minutes avant de vous exposer).
- Réappliquez votre solaire toutes les deux heures et après chaque baignade, notamment derrière les cuisses, sur les mollets, les pieds, la nuque, les épaules et les oreilles. Sur le crâne aussi pour les messieurs dégarnis...
- Continuez à appliquer votre crème solaire jusqu'à la fin des vacances, même si vous êtes bronzé(e) ! D'accord, vous risquez moins d'attraper un coup de soleil, mais le risque de vieillissement cutané et de cancer de la peau est toujours là, lui...
- Après une exposition au soleil, la peau a besoin d'être rafraîchie, bien hydratée : pour le corps, choisissez un lait corporel, tant qu'à faire un vrai après-soleil, riche en actifs apaisants et hydratants. Sur le visage, appliquez un soin sous forme de fluide, de crème gélifiée ou de sérum contenant des ingrédients réparateurs.

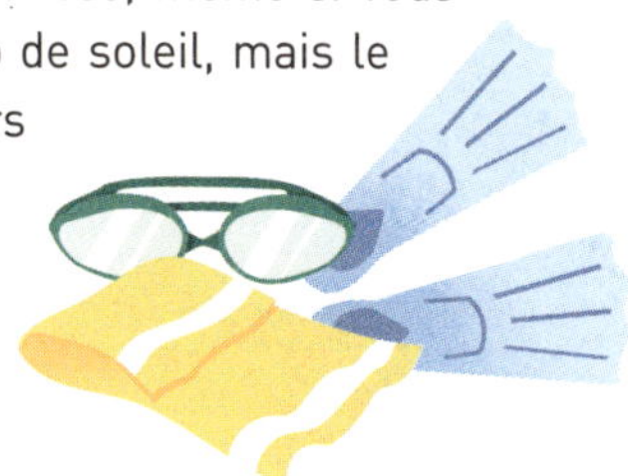

Parfois, il faut savoir s'abstenir...

- Vous avez un phototype 1 ou 2, donc un teint clair, des cheveux blonds, roux ou châtains clairs, des yeux verts ou bleus ? Vous bronzez difficilement ou pas du tout ?
- Vous souffrez d'une pathologie cutanée (comme le vitiligo par exemple), d'une maladie de peau qui serait aggravée par le soleil, d'une lucite estivale bénigne (LEB) ou d'une hypersensibilité au soleil ?

Pour vous, la bonne prescription, c'est le moins de soleil possible et une très haute protection ! Ciblez donc un SPF50+ et limitez le plus possible les moments où vous êtes exposé(e). En cas de mélasma ou de taches pigmentaires, choisissez également un SPF50 ou 50+ avec en plus une protection contre la lumière visible (dont la lumière bleue), car des études récentes ont montré que celle-ci

EN CHIFFRES

- 2 MG PAR CENTIMÈTRE CARRÉ DE PEAU, C'EST LA BONNE DOSE DE PRODUIT À ÉTALER CONSCIENCIEUSEMENT SUR NOTRE ÉPIDERME ! SOIT ENVIRON 6 CUIL. À CAFÉ POUR LE CORPS D'UN ADULTE ET 1 CUIL. À CAFÉ POUR LE VISAGE.
- EN PRATIQUE, C'EST PLUTÔT 0,5 MG PAR CENTIMÈTRE CARRÉ DE PEAU QUE L'ON APPLIQUE, SOIT QUATRE FOIS MOINS !

favorisait les hyperpigmentations. En cas d'acné, ciblez un soin solaire non gras et doté en actifs antiboutons (en pharmacie) et limitez vraiment votre exposition, au risque d'avoir un superbe effet rebond à la rentrée !

FAQ sur le soleil et sur la meilleure façon de s'en protéger

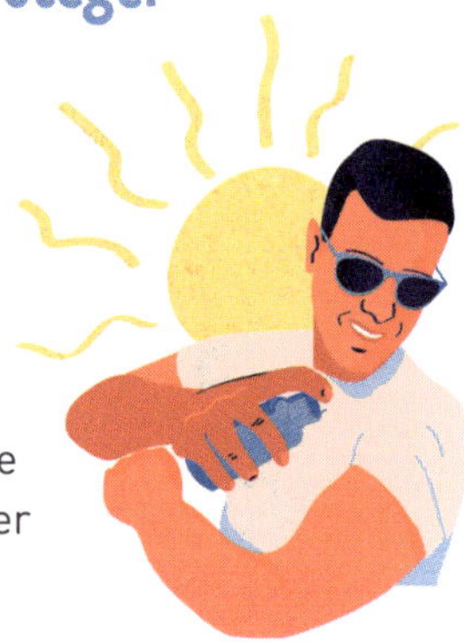

C'est quoi la meilleure crème solaire ?

Sous forme de crème, de lait, de brume ou d'huile, c'est un produit que l'on trouve agréable et que l'on va réappliquer fréquemment. Bien sûr, on le choisit aussi en fonction de son prix, en étant attentif à sa composition (filtres chimiques ou minéraux, avec ou sans parfum...). Mais mieux vaut opter pour un SPF30 que l'on remettra toutes les deux heures pour être bien protégé(e) que pour un SPF50+ appliqué une seule fois par jour ! Il doit également être résistant à l'eau pour durer et polluer le moins possible...

Quelles sont les différences entre les filtres chimiques et les écrans minéraux ?

Les premiers pénètrent dans l'épiderme et absorbent les rayons UV, tandis que les seconds offrent une protection physique en arrêtant le rayonnement, ainsi que la lumière visible, à la surface de l'épiderme. Les premiers ont des textures légères, agréables à appliquer. Les seconds, à base d'oxyde de zinc et de dioxyde de titane, sont moins nocifs pour l'environnement. La plupart des formules associe ces deux types de filtres pour assurer une protection XL. Seules les crèmes solaires bios ne contiennent que des écrans minéraux. Tout comme les solaires destinées aux peaux sensibles ou pathologiques (en pharmacie).

Comment je soigne mon coup de soleil ?

En appliquant rapidement dessus un soin apaisant en couche épaisse, ou une alternative naturelle comme le gel d'aloe vera et de l'huile essentielle de lavande officinale, réparateurs et cicatrisants. Attendez que l'inflammation ait disparu pour vous exposer de nouveau. Si la peau est très rouge, et en cas de fièvre ou de nausée, consultez un médecin.

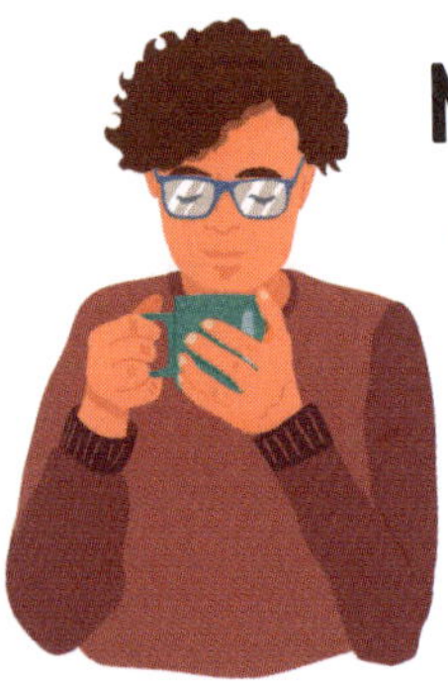

Ma routine quand il fait froid

Quand le thermomètre baisse, la peau va spontanément limiter les déperditions de chaleur en contractant ses petits vaisseaux superficiels. Ce qui explique que nos mains et nos pieds pâlissent et se retrouvent parfois glacés à cette saison ! Pour que l'hiver devienne notre saison préférée (ou presque), on prend les devants et on assure côté protection pour lutter efficacement contre les effets du froid sur notre peau...

Confort XL pour mon visage

- **Préférez un lait, une huile ou un baume à l'heure du démaquillage.** Ce type de formules contient des lipides, qui apportent du confort à l'épiderme. Utilisez juste une noisette de produit et émulsionnez-le du bout des doigts. Rincez à l'eau tiède et séchez soigneusement.
- **Passez à la « richesse supérieure » pour votre crème,** pour qu'elle soit plus nutritive. L'hiver, la production de sébum diminue et le film hydrolipidique n'est plus aussi performant. Du coup, l'épiderme se déshydrate plus rapidement. Les peaux mixtes à grasses (**profil 2**) peuvent cibler des gels en eau, gorgés d'actifs hydratants et nutritifs, tandis que les peaux normales à sèches ou sensibles (profils **1**, **3** et **4**) doivent préférer une formule enrichie en beurre et/ou en huile.
- **Chouchoutez vos lèvres** en appliquant dès que besoin un baume nutritif à base de cire, de beurre ou d'huile végétale naturels (plutôt que minéraux), qui protège de la déshydratation et des agressions extérieures.
- **Placez un bol d'eau sur le radiateur** de votre chambre à coucher. Il permet de limiter le dessèchement de la peau pendant la nuit.

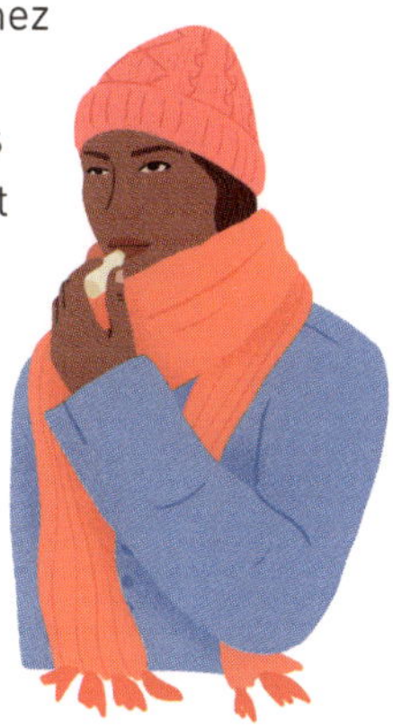

LE BON CONSEIL DE Dr.Good!

Dans votre assiette ou sous forme de compléments alimentaires, misez sur les acides gras essentiels (oméga-3 et 6). Une insuffisance d'apports peut être à l'origine d'une sécheresse accrue de la peau. Car ceux-ci sont particulièrement importants pour fabriquer un ciment lipidique de qualité et conserver une peau souple et bien hydratée, surtout en hiver. Et n'oubliez pas de boire un verre d'eau toutes les heures, c'est la bonne dose !

Le plein de bon gras pour mon corps

- Après la toilette, même si vous ne le faites pas le reste de l'année, prenez l'habitude de « crémer » votre corps. Sa peau a en effet besoin d'être nourrie chaque jour, notamment sur les jambes et les bras, souvent plus secs en hiver, avec un lait corporel ou avec un baume si la peau est plus sèche.
- N'hésitez pas à appliquer de la crème sur vos mains plusieurs fois par jour, surtout après chaque lavage. Très exposées, elles sont en contact fréquent avec de l'eau, tout comme les ongles, qui peuvent facilement devenir secs et cassants. Portez des gants pour les protéger quand vous sortez.
- Massez vos pieds secs trois à quatre fois par semaine avec un soin spécifique à base d'urée (10 %) ou encore dans une version plus naturelle avec un baume riche en beurre végétal. Leur peau épaisse est souvent desséchée, car soumise à des frottements quotidiens dans les chaussures.
- Si vous avez des petites zones très sèches, n'hésitez pas à appliquer dessus un peu de crème bien grasse (ou de baume) comme celle que vous utilisez pour vos mains ou pour vos pieds.

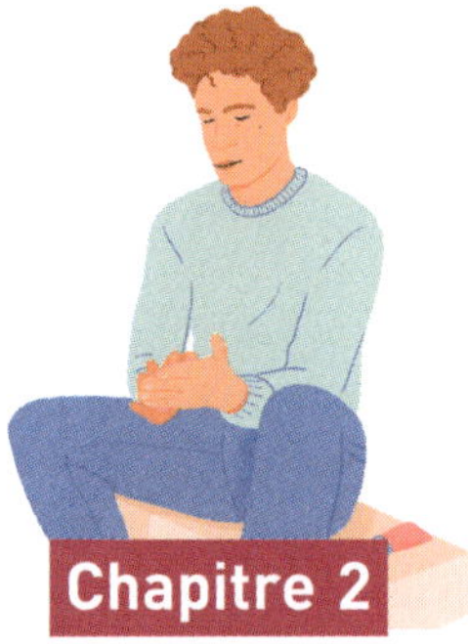

Chapitre 2

Les solutions quand ma peau commence à se marquer

Le jeunisme ambiant pourrait nous faire oublier que le vieillissement est un processus normal ! C'est un fait, la peau de notre visage vieillit et c'est ce que l'on voit en premier… Cela dit, le tableau n'est pas toujours sombre : il dépend beaucoup de notre comportement, même si nous ne sommes pas tous égaux face au temps qui passe. Alors, soyons proactifs !

Des actifs antiâge qui marchent

Ces ingrédients font partie de l'arsenal du dermatologue pour contrer les signes de vieillissement cutané du visage. À part la vitamine A acide, qui est un médicament, on les retrouve dans de nombreux soins cosmétiques sous forme de crème, de sérum, de contour des yeux… que l'on peut se procurer à des prix différents mais souvent raisonnables en pharmacie, en parfumerie ou au supermarché !

La vitamine A acide, l'antioxydant en chef

Cette vitamine, également appelée « acide rétinoïque », est prescrite uniquement sur ordonnance par un médecin. Elle est indiquée pour son efficacité dans la prévention et la correction du vieillissement cutané lié au soleil et génétiquement programmé. Au bout de quelques mois d'utilisation, les ridules vont s'estomper, la peau sera plus lisse et homogène, le teint plus lumineux. Mais elle est irritante et ne convient donc pas à tout le monde ! Les peaux fines et sensibles (**profil 3**) en particulier la supportent mal. C'est pourquoi des dérivés et précurseurs moins agressifs ont été mis au point, comme le rétinol.

C'est pour moi si…

- J'ai la trentaine et je veux prévenir le vieillissement de ma peau.
- J'ai la quarantaine ou la cinquantaine et des ridules et des rides qui sont de plus en plus marquées.
- Je suis souvent exposé(e) au soleil.
- Je suis très exposé(e) par le vieillissement de ma peau et je consulte mon dermatologue régulièrement pour ça.

Le rétinol, la valeur sûre de l'antiâge

Dérivé de la vitamine A, le rétinol est un grand classique dans le traitement du vieillissement. Moins irritant, mieux toléré que la vitamine A acide, il agit à la fois en surface et en profondeur. En surface, son utilisation régulière permet de lisser le grain de peau, d'atténuer les taches brunes et les ridules liées au photovieillissement. Le teint gagne en éclat. En profondeur, il agit au niveau du derme, en stimulant les fibroblastes, responsables de la production de collagène. Cerise sur le gâteau, son action régulatrice améliore rapidement l'état des peaux mixtes à grasses (**profil 2**) en diminuant les brillances intempestives, mais aussi la survenue de boutons. Enfin, le rétinol protège la peau des agressions extérieures. À appliquer progressivement si la peau est sensible (**profil 3**), un soir sur deux ou sur trois, le temps qu'elle s'habitue. Puis, en cure de deux à trois mois, à la fin de l'été et de l'hiver.

C'est pour moi si…

- J'ai la trentaine et je veux prévenir le vieillissement de ma peau.
- Ma peau est plutôt grasse, avec des pores visibles et des brillances intempestives, et souvent un ou deux boutons.
- Je souhaite avoir un teint plus lumineux, moins terne.
- Ma peau plutôt fine et un peu sensible commence à se marquer.

L'acide hyaluronique, le super hydratant

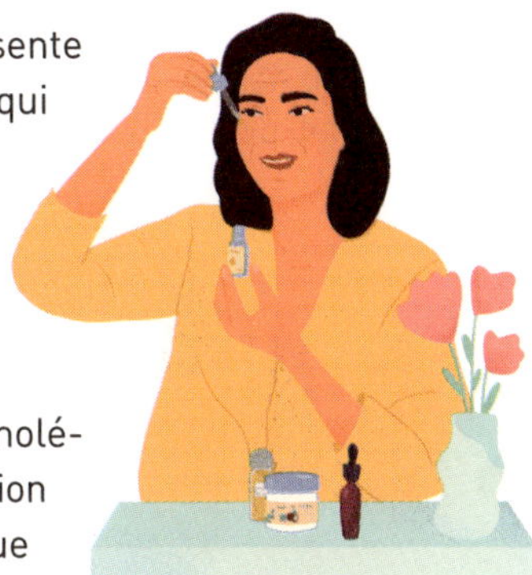

Derrière ce nom qui peut effrayer se cache une molécule présente naturellement en concentration élevée dans le derme, mais qui diminue régulièrement au fil des ans. D'où l'intérêt d'en apporter un supplément à la peau par voie topique. L'acide hyaluronique est un sucre qui possède des propriétés différentes selon son poids moléculaire. Il peut donc agir à plusieurs niveaux : de haut poids moléculaire, il reste en surface et hydrate intensément la peau, la lisse et l'adoucit ; de bas poids moléculaire, il descend dans l'épiderme et jusqu'au derme, où son action raffermissante et repulpante est très recherchée. D'autant que cet ingrédient est un excellent hydratant. Il est donc hautement recommandé pour lutter contre le vieillissement cutané et pour protéger le collagène, qui donne à la peau son élasticité.

C'est pour moi si...

- Je veux hydrater intensément ma peau (**profil 1**).
- Je veux lutter contre le vieillissement cutané et en particulier contre la perte de fermeté.
- J'ai une peau sensible, sèche, grasse ou déshydratée (profils **2**, **3** et **4**).
- J'ai des zones sèches sur le corps.

> **BONNE NOUVELLE**
>
> **Des cosmétiques contre le stress oxydatif de la peau**
>
> **Les effets délétères des radicaux libres sur la peau sont aujourd'hui mieux connus. On sait que la pollution, les UV, le stress et les écrans avec la lumière bleue produisent ces molécules pro-oxydantes, entraînant l'apparition du stress oxydatif, qui fait vieillir la peau de façon accélérée. Pour lutter contre ces attaques, un apport régulier en antioxydants (vitamines E et C notamment), tant dans l'alimentation que par voie topique, est recommandé.**

Les acides de fruits, les champions de la bonne mine

Les AHA (alpha-hydroxyacides), dont l'acide glycolique est le chef de file, sont de puissants agents exfoliants. Au niveau de l'épiderme, ils unifient le teint et aident la peau à être mieux hydratée. Dans le derme, ils stimulent la synthèse de collagène et augmentent la tonicité cutanée. Ils s'adressent à tous les types de peau, sauf les peaux sensibles ou couperosées. Les AHA sont davantage conseillés aux peaux sèches (profil 4) avec des signes de l'âge ; les BHA (bêta-hydroxyacides), dont l'acide salicylique, conviennent davantage en cas de peau mixte ou grasse avec des pores dilatés (**profil 2**).

C'est pour moi si...

- J'ai le teint terne, qui manque d'homogénéité.
- J'ai des boutons, des traces d'acné et la peau épaisse (**profil 2**).
- Le relief de ma peau est irrégulier et mes pores sont dilatés.
- Ma peau a trop pris le soleil, elle est sèche, ridée et tachée.

La vitamine C, la star de l'éclat

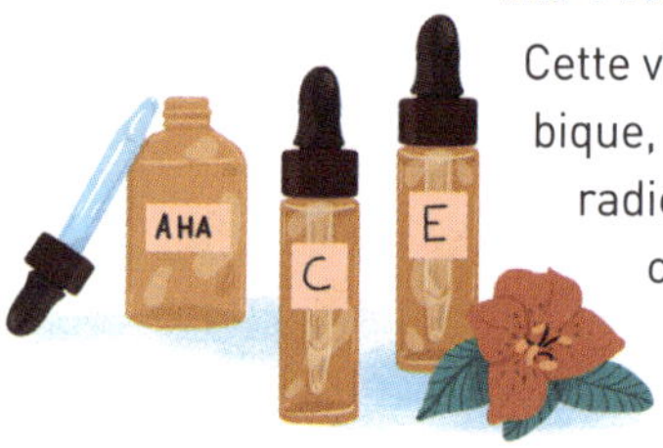

Cette vitamine a de nombreuses propriétés ! Sous forme d'acide ascorbique, c'est un antioxydant puissant qui lutte efficacement contre les radicaux libres, ces molécules agressives responsables du stress oxydatif. En surface, son action éclaircissante est efficace pour atténuer les taches de pigmentation dues au soleil, et redonner rapidement de l'éclat à la peau. En profondeur, elle agit contre le vieillissement en stimulant la synthèse des fibres de collagène, responsables de la fermeté cutanée. Elle assure également une bonne protection contre la pollution et les dommages environnementaux, dont le soleil. Autre avantage : des propriétés anti-inflammatoire et cicatrisante.

C'est pour moi si…

- Mon teint est terne ou si je fume.
- Ma peau manque d'homogénéité, avec quelques taches pigmentées.
- J'ai un grain de peau épais.
- J'ai la trentaine et je m'expose régulièrement au soleil.

La vitamine E, la plus conservatrice

Aussi appelée « tocophérol », cette vitamine est naturellement présente à la surface de la peau. Très antioxydante, elle pénètre facilement à travers les différentes couches de la peau, où elle protège les membranes cellulaires. Associée à la vitamine C, elle augmente son action anti-radicalaire. Grâce à son fort pouvoir protecteur, elle est fréquemment incorporée dans des soins cosmétiques.

C'est pour moi si…

- J'ai une peau sèche (**profil 4**).
- J'ai une peau mature (**profil 4**).
- Je veux lutter contre les attaques des radicaux libres.

LE BON CONSEIL DE Dr.Good!

Ces actifs pour la peau sont efficaces mais fragiles et ils craignent l'air et la lumière ! Après usage, prenez l'habitude de bien refermer le pot ou le tube. Ne dépassez pas la date de péremption notée sur le dos du pack ou la PAO (période après ouverture). Choisissez plutôt des soins en tube ou en flacon à pompe pour conserver jusqu'au bout l'efficacité de votre crème et limiter les risques de contamination !

Vive l'automassage !

Les massages du visage ont de réels effets sur notre peau. Encore faut-il bien les faire, et les faire chaque jour ! Se masser le visage en appliquant son soin semble donc être une bonne solution pour garder une peau souple et élastique, sans y passer des heures…

Ça fait du bien à la peau…

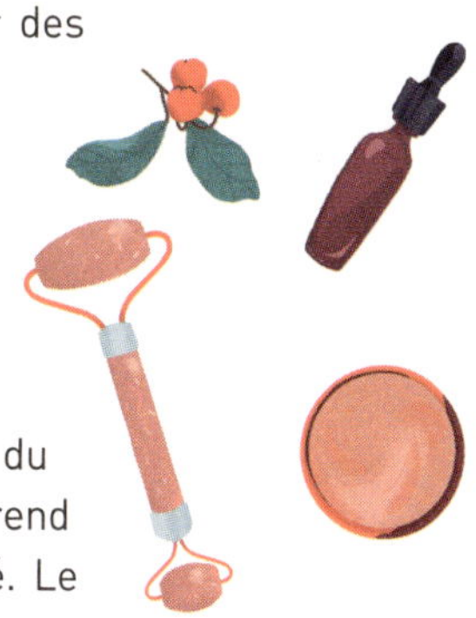

C'est le complément idéal aux cosmétiques pour lutter contre le relâchement et pour tonifier la peau naturellement. En stimulant les tissus cutanés, mais aussi les muscles sous-jacents, on préserve une bonne souplesse musculaire et un meilleur fonctionnement au niveau du derme et de l'épiderme. Au fur et à mesure, la microcirculation reprend du service, les traits se détendent et le visage devient moins crispé. Le résultat ? Un effet bonne mine régulier, lié également à une meilleure pénétration des soins appliqués sur la peau. Au bout de deux à trois mois de massages réguliers, la texture et l'élasticité cutanées s'améliorent.

Le coaching beauté pour lisser votre peau

Commencez par hydrater votre visage avec un soin suffisamment nourrissant ou, mieux, une huile végétale adaptée à votre type de peau (voir p. 50-52). Allez-y doucement, la pression sur votre visage doit être appuyée mais pas trop…

1. Pour redessiner l'ovale
Mettez votre index et votre majeur en ciseaux. Placez-les à hauteur du menton, avec les articulations côté peau. Saisissez ensuite l'ovale du visage entre ces deux doigts (ou avec un *gua sha*), puis remontez le long de l'ovale du visage, du milieu du menton jusqu'aux oreilles, six fois de suite de chaque côté.

LE *GUA SHA*, L'OBJET TENDANCE POUR SE MASSER

Issu d'une pratique ancestrale chinoise, le *gua sha* est une petite plaque de quartz rose ou d'aventurine verte, lisse et maniable. Il se tient presque à plat sur l'épiderme, pour tonifier la peau en pratiquant des mouvements appuyés mais souples. Cette gestuelle active la microcirculation sanguine et lymphatique, et donc l'éclat de la peau.

2. Pour diminuer les poches sous les yeux
Remontez vos doigts (ou un *gua sha*) en haut de la pommette et réalisez ce même mouvement de lissage vers l'extérieur, six fois de suite de chaque côté du visage.

3. Pour lisser le front
Placez la main (ou un *gua sha*) au-dessus des sourcils et poursuivez ce même mouvement de lissage vers l'extérieur, six fois de suite de chaque côté du visage.

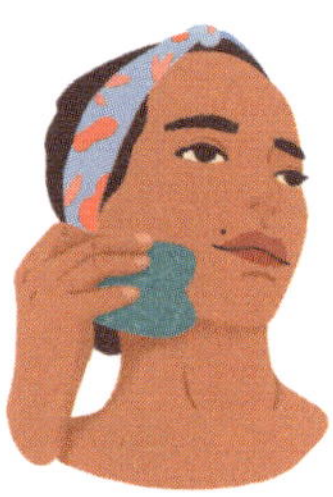

1

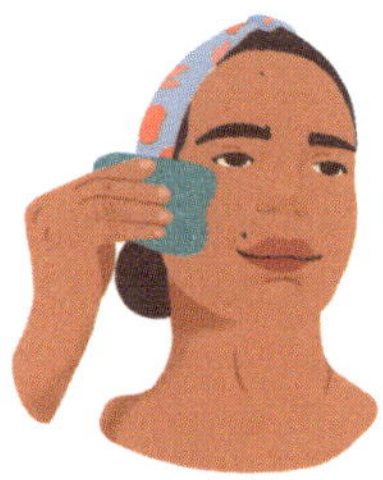

2

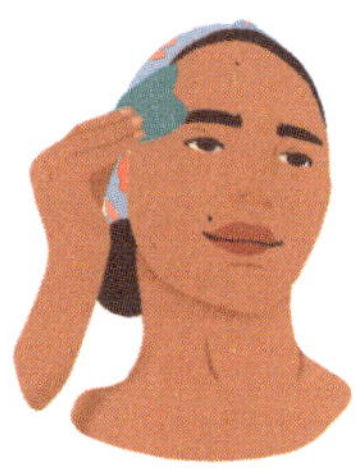

3

Rendez-vous chez le dermatologue

Pour optimiser la cicatrisation, c'est de septembre à avril, loin des expositions solaires, que les interventions du dermatologue sont les plus judicieuses pour supprimer les petites lésions liées à l'âge et aggravées par le soleil. Grâce à des techniques comme le laser ou l'électrocoagulation, il possède un arsenal de solutions pour traiter de nombreux problèmes de peau.

Effacer les taches pigmentaires

Les taches surnommées « fleurs de cimetière » fleurissent sans crier gare sur le visage, les mains et le décolleté... pas tellement du fait de l'âge, mais surtout à cause du soleil ! Avant de les traiter, le dermatologue doit vérifier qu'elles sont bénignes. Plusieurs solutions sont possibles :

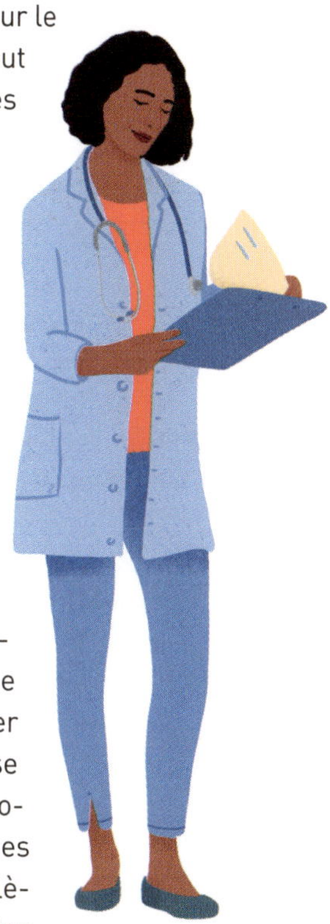

- **Si elles sont peu nombreuses :** le traitement se fait avec de l'azote liquide, qui est déposé sur la tache (lentigo) au moyen d'un gros coton-tige et brûlé par le froid. Les avantages : la tache disparaît complètement, avec un résultat définitif au bout de deux mois. C'est une solution pas trop onéreuse (entre 50 et 100 € la séance) qui ne nécessite en général qu'une séance.
- **Si elles sont foncées et larges :** le laser pigmentaire permet de traiter de nombreuses taches (lentigos) sur les mains et le décolleté, en émettant de la chaleur qui brûle la tache. Le résultat est bon, le prix des séances de laser est plus élevé, entre 100 et 200 € la séance, mais il n'en faut souvent qu'une.
- **Si elles sont diffuses :** le peeling chimique superficiel ou moyen (en fonction du dosage adopté) vient au secours des taches nombreuses, en grappe ou du mélasma (masque de grossesse). Ce traitement consiste à exfolier la couche superficielle de l'épiderme en appliquant soit un produit à base d'acide glycolique et d'acide kojique, soit un produit au TCA (acide trichloracétique). Trois séances sont nécessaires, espacées d'un mois. Les taches seront estompées, environ trois semaines après, sans disparaître complètement. Un entretien annuel permet de prolonger ces résultats. Comptez environ 200 € par séance.

Et après ?

On continue de s'en occuper ! Traiter ses taches pour ensuite s'exposer au soleil sans précaution, ça ne sert à rien ! Donc, le bon réflexe, c'est d'adopter dès la fin de l'hiver une protection SPF50+ et de couvrir les zones sensibilisées. Si vous vivez dans une région très ensoleillée, l'écran solaire doit devenir votre meilleur ami, dès le matin, par-dessus votre crème hydratante et plusieurs fois dans la journée si vous passez du temps à l'extérieur.

Éliminer la couperose

Ces petits vaisseaux violacés disgracieux se dilatent et apparaissent de manière permanente sur les ailes du nez, sur les joues. Cela peut arriver suite à un coup de soleil, un traitement irritant de la peau ou lorsque celle-ci vieillit. Des rougeurs (érythrose) peuvent être associées à cette couperose. Deux traitements peuvent vous être proposés en fonction de l'équipement de votre dermatologue et de l'étendue de la couperose.

- **Par électrocoagulation :** cela consiste à supprimer les petits vaisseaux apparents, lorsqu'ils ne sont pas trop nombreux, en utilisant un courant électrique. Le coût est celui d'une consultation et il est remboursé par la Sécurité sociale.
- **Avec du laser vasculaire :** la séance dure une quinzaine de minutes, pendant lesquelles le dermatologue va balayer la zone à traiter avec un laser. Un échauffement et des pincements se font ressentir pendant la séance, qui seront calmés ensuite par une crème apaisante, appliquée sur la peau rougie. Plusieurs séances, espacées d'un à deux mois, sont nécessaires pour en venir à bout. Un entretien tous les deux à trois ans sera ensuite indispensable. Le prix du traitement est conséquent, car il faut compter entre 200 et 250 € la séance.

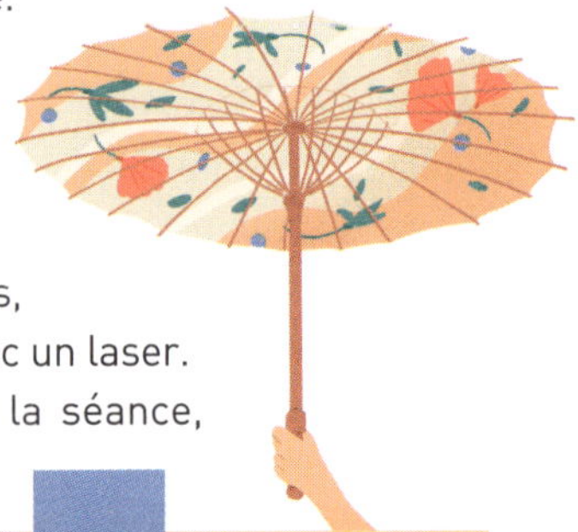

Et après ?

On continue de s'en occuper ! Traitez votre peau avec beaucoup de douceur. Nettoyez-la avec un lait démaquillant, puis de l'eau thermale. Les soins hydratants sont les mêmes que pour les peaux à rougeurs. Évitez le soleil le plus possible ! Quand vous êtes exposé(e), appliquez une protection SPF50 + et un chapeau à larges bords. Protégez votre visage du froid et limitez tout ce qui favorise les rougeurs.

Supprimer les kératoses séborrhéiques...

Rêches et en relief, ces petites plaques beige clair ou marron foncé sont des genres de verrues bénignes qui apparaissent sur les épaules, le décolleté, le visage. Elles sont dues aux expositions solaires, mais sont également liées à une

LES INJECTIONS POUR RAJEUNIR, C'EST QUOI ?

Pour atténuer les signes du temps, les médecins utilisent deux types d'injection dont les résultats durent entre six et douze mois :

- **L'injection d'acide hyaluronique : elle permet de repulper la peau, de combler les rides et les ridules ou de redonner du volume sur certaines zones du visage.**
- **L'injection de toxine botulique : elle concerne le tiers supérieur du visage, afin de lisser les reliefs cutanés. En relaxant le muscle et en limitant la contraction musculaire, on obtient un effet rajeunissant.**

Le médecin (dermatologue, médecin esthétique ou chirurgien plasticien) doit être bien formé à cette technique et vous informer sur le produit et les risques encourus.

prédisposition familiale. Plusieurs techniques sont possibles pour les supprimer : l'azote liquide, le laser pigmentaire ou le « shaving » – la lésion est alors coupée par le passage d'une petite lame. L'intervention est rapide et peu douloureuse. Le coût est celui de la consultation, soit entre 50 et 100 € le plus souvent.

Et aussi les fibromes molluscums

Ce sont les petites chaires molles qui apparaissent, sans prévenir, dans le cou ou près du visage. Elles sont aussi nommées « pendulums » et peuvent devenir gênantes quand on porte une chaîne ou un collier. Les supprimer se fait facilement, au bistouri, après avoir appliqué un peu de crème anesthésiante pour minimiser la douleur. Le coût est celui d'une consultation, soit entre 50 et 100 € le plus souvent.

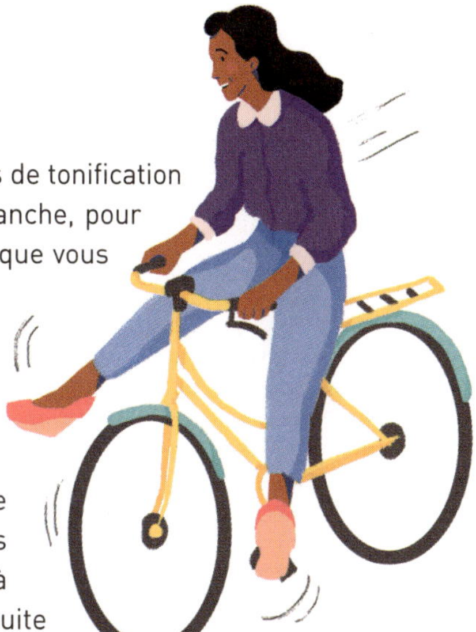

Un corps de rêve, ça se mérite !

Le garder jeune, ferme et tonique, on en rêve ! Pour les exercices de tonification musculaire, le dermatologue ne peut pas grand-chose... En revanche, pour tous les petits défauts cutanés localisés sur le corps, c'est à lui que vous pouvez vous adresser !

Contre les vergetures, qu'est-ce qui marche ?

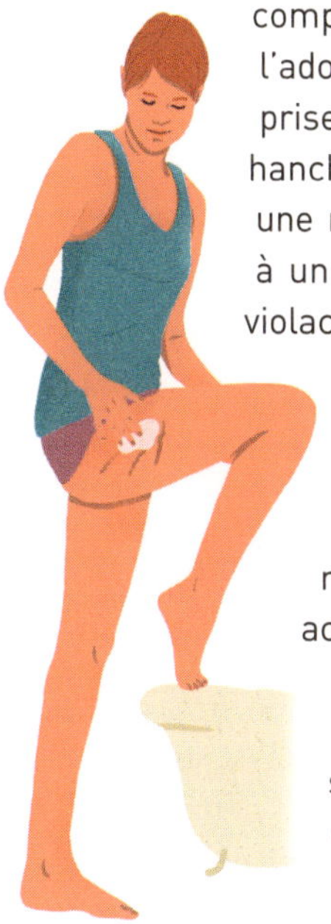

On ne va pas vous mentir, éliminer ces marques reste compliqué ! Elles apparaissent le plus souvent à l'adolescence, au moment d'une grossesse ou d'une prise de poids rapide, sur le ventre, la poitrine, les hanches et le haut des cuisses. Elles sont dues à une rupture des fibres de collagène et d'élastine, suite à un étirement brutal de la peau. Elles sont rouges ou violacées quand elles apparaissent, puis deviennent rosées et blanc nacré.

À la maison

La prévention étant plus efficace que n'importe quel traitement, le meilleur réflexe consiste à se masser chaque jour avec une crème spécifique, riche en actifs restructurants (*Centella asiatica*, lierre, prêle...) ou, sauf en cas de grossesse et d'allaitement, avec un mélange d'huile végétale (rosier muscat, par exemple) et d'huile essentielle (bois de rose, géranium, cyprès, hélichryse) sur les zones concernées. Mais des stries peuvent apparaître même dans ce cas-là...

En cabinet médical

Quand les vergetures sont encore rouges et donc inflammatoires, une application de vitamine A acide quotidienne pendant deux à trois mois peut limiter les dégâts. Quand les vergetures sont devenues blanches, des séances de laser ou de radiofréquence peuvent les améliorer, sans toutefois les faire disparaître complètement. Le bémol ? Ces séances coûtent cher (à partir de 250 €) et ne sont pas remboursées, puisqu'il s'agit d'un acte esthétique.

Contre les varicosités, deux solutions efficaces

Ce sont des petits vaisseaux dilatés rosés, rouges ou violacés, qui apparaissent sur les jambes, sur les faces externe et interne des cuisses, dans le creux des genoux ou sur les chevilles. Avant de traiter ces petites veinules, au printemps ou pendant l'hiver, mieux vaut faire un bilan afin de déceler une éventuelle insuffisance veineuse.

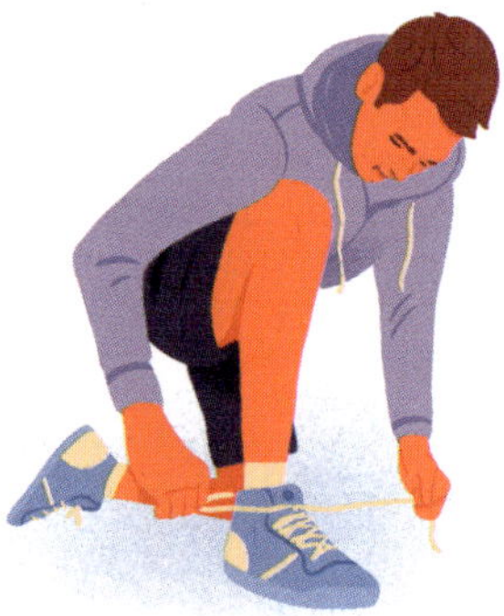

À la maison

Ce n'est pas un traitement à proprement dit, mais de bonnes habitudes à prendre pour améliorer votre retour veineux. Ainsi, évitez les épilations à la cire chaude, les bains chauds et les expositions solaires prolongées. Terminez votre douche par un jet d'eau froide des chevilles aux hanches. Quand il fait chaud, massez vos jambes de bas en haut avec des soins circulatoires à base d'extraits de plantes tonifiantes (vigne rouge, ruscus, marronnier d'Inde...). Profitez de toutes les occasions pour marcher régulièrement et, lorsque vous voyagez, pensez à enfiler des bas de contention avant un long trajet.

En cabinet médical

Voici les deux méthodes les plus pratiquées par les phlébologues et angiologues pour supprimer rapidement ces vaisseaux disgracieux.

- **La microsclérose** (ou sclérothérapie) consiste à injecter dans chaque veinule un produit sclérosant qui entraîne la rétractation de la paroi du vaisseau sanguin, lequel se fibrose et disparaît en quelques semaines. Les résultats sont le plus souvent satisfaisants. Mais un entretien est indispensable tous les ans, d'autant que les récidives sont fréquentes. Comptez entre 60 et 120 € la séance en fonction de la durée de celle-ci et de la zone traitée, non remboursée par la Sécurité sociale.

- **Le laser vasculaire** est utilisé de préférence quand les vaisseaux à traiter sont très fins, et sur les chevilles notamment. Différents types de laser peuvent être utilisés en fonction de la taille, de la profondeur et de la couleur des varicosités. Entre deux et quatre séances sont nécessaires, espacées d'un à deux mois, car le résultat n'est visible que progressivement. Un entretien est recommandé. Le prix d'une séance varie en fonction de la zone à traiter, comptez entre 100 et 250 €, non remboursée par la Sécurité sociale.

En cas de poils incarnés, du laser !

Un poil incarné est un poil qui, n'arrivant pas à sortir à la surface de l'épiderme, continue de pousser sous la peau en s'entortillant. Les poils fins et/ou frisés sont les plus à risque. Cela provoque des irritations, des démangeaisons et des douleurs, voire une inflammation de la peau, qui forme alors une petite boule rouge, et se situe au niveau des jambes, du maillot et des aisselles pour les femmes, et au niveau du cou et du visage (barbe) pour les hommes. Il faut savoir que les techniques d'épilation qui arrachent le poil favorisent l'apparition de ces poils incarnés.

À la maison

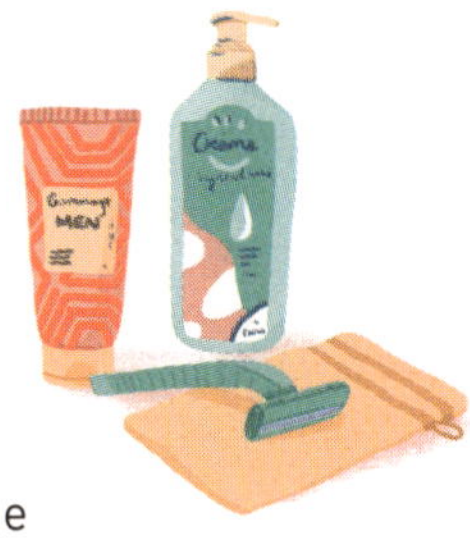

Faites un gommage une à deux fois par semaine sur les zones de peau à risque. Chaque jour, après la douche, hydratez-les bien et préférez le rasage, qui coupe le poil de façon nette, à l'épilation à la cire et à l'épilateur électrique, qui arrachent le poil et l'affaiblissent. En cas de poil incarné, désinfectez avec un antiseptique deux fois par jour et surveillez jusqu'à ce que le poil sorte. Évitez de percer ou de triturer la lésion, pour ne pas risquer une infection. Si cela perdure, consultez un dermatologue qui prescrira une crème antibiotique pour arrêter l'inflammation.

En cabinet médical

Une épilation définitive au laser peut résoudre le problème, notamment chez les personnes qui font des petits kystes à répétition, le plus souvent sur les aisselles ou dans les plis du maillot. Le laser détruit la matrice du poil, qui ne repousse plus. Le protocole dure plusieurs mois, le nombre de séances dépendant de la pilosité de chacun. Le coût se monte à 70 € la séance environ pour les aisselles. Pour le maillot, comptez entre 70 € et 120 € la séance, non remboursée.

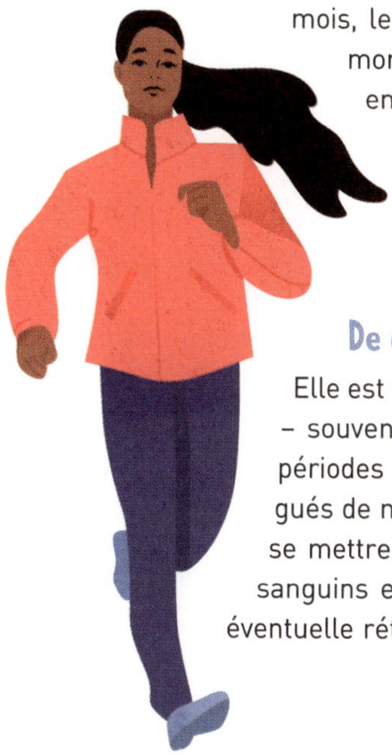

SOS cellulite

Ne vous attendez pas à des solutions miracles, il n'y en a pas ! La cellulite touche quasiment toutes les femmes et... quelques hommes.

De quoi parle-t-on ?

Elle est due aux cellules graisseuses (adipocytes) présentes dans l'hypoderme – souvenez-vous, c'est ce petit matelas de gras sous le derme. À certaines périodes de la vie (puberté, grossesse, périménopause), sous les effets conjugués de notre hérédité, de nos hormones et de notre style de vie, elles peuvent se mettre à grossir et vont comprimer tout ce qu'il y a autour : les vaisseaux sanguins et lymphatiques. Résultat, un aspect peau d'orange, associée à une éventuelle rétention d'eau.

Localisée sur les cuisses, les fesses, le ventre, les hanches, elle résulte d'une combinaison de facteurs : une mauvaise circulation sanguine, une alimentation trop riche en gras et en sucres, pas assez d'exercice physique. Elle peut être récente ou ancienne, légère, modérée ou très présente, elle peut prendre plusieurs formes (adipeuse, aqueuse, fibreuse ou mixte) et nécessite de mettre en œuvre plusieurs stratégies pour l'atténuer.

Les solutions pour la déloger

- Malgré l'abondance **de nouvelles techniques** avec des appareils toujours plus sophistiqués pour améliorer notre silhouette en institut ou chez le kiné, les résultats sont longs à obtenir, pas systématiquement au rendez-vous et peu durables à long terme. De plus, ces méthodes nécessitent toujours un entretien (de nouvelles séances tous les six mois) et ont un coût élevé !
- **Se masser quotidiennement** reste une des meilleures façons de limiter son expansion ! Cela permet de relancer la circulation et les échanges, de décongestionner les tissus sous-cutanés et de lisser (un peu) la peau. Il faut procéder à un massage tonique sur les zones sensibles, en commençant par le bas du corps et en remontant vers le haut, en alternant effleurages, pétrissages et palper-rouler (voir ci-dessous). Soit avec un soin anticellulite, à base de caféine, qui favorise la combustion des amas graisseux, soit avec un mélange d'huiles végétales, connues pour activer la circulation (par exemple, huiles de calophylle et d'andiroba à parts égales).

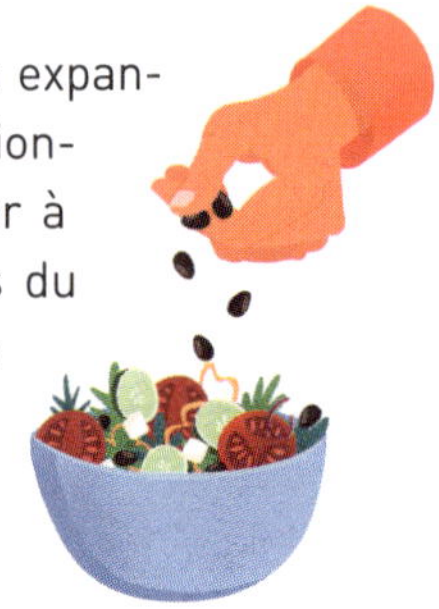

- **Surveiller son alimentation** pour limiter le stockage des graisses par les adipocytes, qui peuvent augmenter de 50 fois leur taille, en limitant vos apports de sucres et de graisses. Faites la part belle aux légumes et aux fruits, et buvez suffisamment.
- **Se remettre à bouger davantage et plus régulièrement,** deux à trois fois par semaine dans l'idéal. La natation, l'aquagym, la marche à un bon pas ou le running sont recommandés. L'effort doit être prolongé (au moins quarante-cinq minutes), mais il est fortement recommandé de commencer doucement, puis d'augmenter progressivement la durée des séances. Et bien sûr, monter les escaliers à pied plutôt que de prendre l'ascenseur, marcher davantage chaque jour, ne pas perdre une occasion de danser...

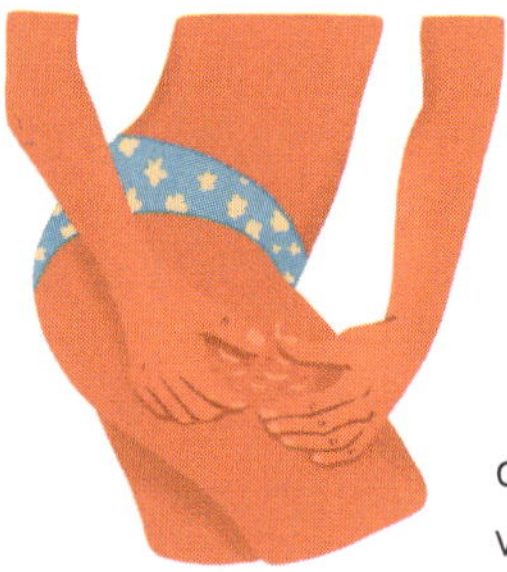

Palper-rouler, mode d'emploi

Ce massage s'effectue principalement sur les cuisses, les hanches et le ventre. La technique consiste à saisir le tissu cutané entre les pouces et les autres doigts des deux mains, et de faire glisser ce pli délicatement du bas vers le haut, pour assouplir la peau, améliorer la microcirculation et libérer les adhérences dues à la cellulite. Attention, ce massage ne doit pas faire mal. À faire chaque jour en appliquant votre soin minceur.

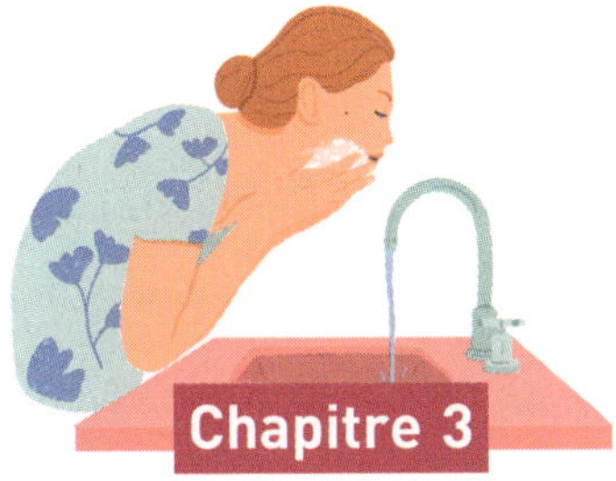

Chapitre 3

Je prends soin de ma peau au naturel

Vous mangez bio ? Vous nettoyez votre maison avec des produits naturels ? Vous êtes donc prêt(e) à vous occuper différemment de votre peau ! Avec quelques produits bien choisis, bios et naturels, vous pourrez soigner votre visage et votre corps facilement, à moindre coût et sans crainte d'utiliser des ingrédients controversés...

Les mille bienfaits de l'argile

Utilisée depuis la nuit des temps, l'argile fait partie des thérapeutiques naturelles dans de nombreuses civilisations. Riche en minéraux et oligoéléments (aluminium, sodium, potassium, silicium, fer...), elle est à la fois absorbante (effet buvard) et adsorbante (elle attire les toxines), mais aussi antibactérienne, cicatrisante, dépurative, etc. Toutes les argiles ont les mêmes propriétés, avec des effets plus ou moins prononcées selon leur « famille » (illite, montmorillonite, kaolinite...).

Elle est (hyper) active

Pour les soins de la peau, l'argile s'utilise en masque, en cataplasme ou diluée dans un bain. Elle détoxifie efficacement et aide à réduire le stress oxydant.

DE L'ARGILE AUSSI CONTRE LES RIDES

Faites ce masque naturel et antiâge une fois par semaine. Dans un bol, réhydratez 1 à 2 cuil. à soupe d'argile blanche avec de l'hydrolat de rose. Appliquez le mélange obtenu sur la peau et laissez poser 15 min. Rincez ensuite à l'eau tiède, terminez par une pulvérisation d'eau de rose et massez quelques gouttes d'huile végétale de rose musquée sur votre visage.

Choisissez-la ultraventilée (la plus fine) ou bien surfine. Car la grosseur de ses grains détermine son degré de finesse. Elle sera donc plus agréable à utiliser !

- L'argile verte est l'alliée des peaux grasses (**profil 2**), dont elle régule le sébum. Elle aide également la cicatrisation des boutons.
- L'argile rouge riche en oxyde de fer illumine le teint et active la microcirculation.
- L'argile blanche est la plus neutre et convient parfaitement aux peaux sèches (**profil 4**), auxquelles elle apporte douceur et éclat.
- Pour les peaux sensibles (**profil 3**), l'argile rose est la plus adaptée, car elle respecte leur fragilité.

RECETTE DIY

MASQUE PURIFIANT À L'ARGILE

C'est pour moi si... ma peau est mixte à grasse (profil 2)

Il vous faut : 2 cuil. à soupe d'argile verte • 1 cuil. à café d'huile de noisette • 2 gouttes d'huile essentielle de pamplemousse • Un peu d'hydrolat de thym à linalol ou d'eau minérale

- Versez tout d'abord l'argile dans un bol.
- Ajoutez l'huile végétale, puis l'huile essentielle en mélangeant bien avec une cuillère en bois (n'utilisez pas de métal).
- Complétez avec l'hydrolat ou de l'eau si le mélange est trop épais.
- Appliquez sur le visage en couche épaisse, en évitant le contour des yeux.
- Laissez poser 10 min (ne laissez pas l'argile sécher sur la peau), puis rincez à l'eau tiède.
- Séchez et appliquez votre soin hydratant.

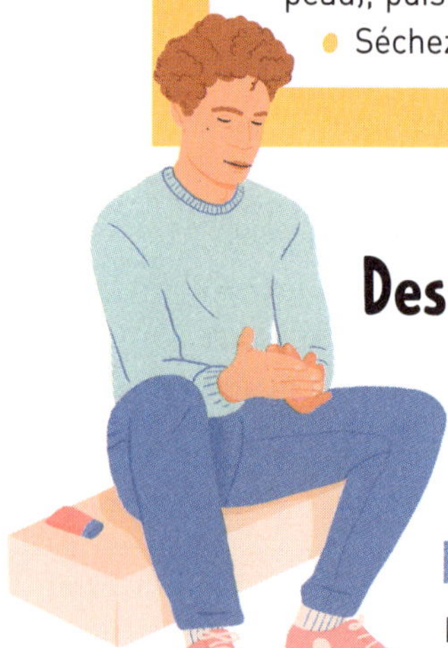

Des huiles bienfaisantes...

Sur le visage ou sur le corps, que vous ayez la peau sèche ou grasse, les huiles végétales riches en composés actifs, pures et choisies biologiques apportent une réponse naturelle à tous vos petits soucis de peau !

Elles sont efficaces et savent tout faire... ou presque !

Riches en acides gras essentiels et en vitamines, ces huiles végétales sont un véritable trésor de bienfaits pour la peau, dont elles renforcent le film hydrolipidique et limitent la déshydratation. Elles ont de plus des vertus antiâge et boostent l'éclat du teint.

Comment les choisir ?

Choisissez-les de première pression à froid, et certifiées bios de préférence. Au moment de l'achat, pensez à regarder la date de péremption, surtout si vous souhaitez les garder longtemps ou, cela peut arriver, si vous ne les utilisez que rarement... Pourtant, sachez que les huiles sont polyvalentes. Ainsi, elles vous serviront pour :

- vous démaquiller (huile d'amande douce, huile de noyaux d'abricot, huile d'olive),
- nourrir et hydrater votre peau (huile d'avocat, huile de jojoba, huile d'onagre pour les femmes à partir de 40 ans),
- vos cheveux (huile de coco, huile de ricin, huile de nigelle),
- vous masser (huile d'argan, huile d'avocat, huile de macadamia).

Elles peuvent être utilisées seules, mélangées entre elles ou associées à d'autres actifs, comme les huiles essentielles par exemple. Elles se conservent à l'abri de l'air et de la lumière et dans un endroit tempéré. Après ouverture, consommez-la dans les trois à six mois.

DE L'HUILE POUR MA PEAU GRASSE ?

Oui, cela peut paraître fou comme idée, mais l'huile de nigelle (cumin noir) par exemple est idéale pour traiter une peau grasse avec des boutons. Il faut en prélever 3 ou 4 gouttes et la chauffer entre les mains avant de l'appliquer sur le visage propre. Ajoutez-y une quantité égale d'huile de jojoba si son odeur vous semble un peu forte.

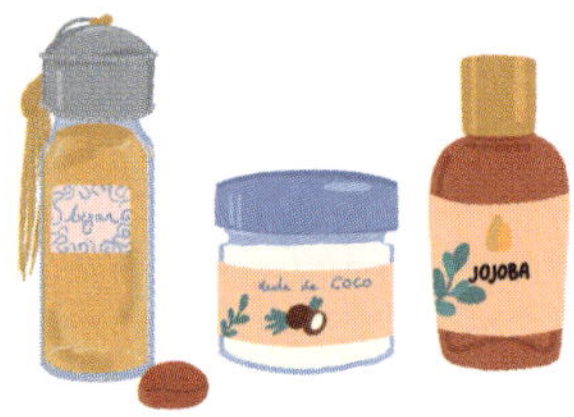

Et en pratique ?

- Pour les peaux sèches et matures (**profil 4**) : huile d'argan, huile de rose musquée, huile de figue de Barbarie, huile de chanvre.
- Pour les peaux normales (**profil 1**) : huile de jojoba, huile de macadamia, huile de noisette, huile d'olive.
- Pour les peaux mixtes ou grasses (**profil 2**) : huile de jojoba (une cire végétale liquide en réalité), huile de macadamia (si la peau est déshydratée), huile de nigelle, huile de noyaux d'abricot, huile de noisette.
- Pour les peaux sensibles (**profil 3**) : huile d'amande douce, huile de calophylle (en cas de rougeurs, de couperose), huile de son de riz, huile de calendula.

RECETTE DIY

SÉRUM ANTIÂGE

C'est pour moi si... ma peau est marquée

Il vous faut : 5 gouttes d'huile essentielle de géranium rosat (ou de ciste ladanifère) • 3 gouttes d'huile essentielle de pamplemousse ou de néroli • 2 cuil. à soupe rases d'huile végétale de son de riz, d'argan ou de rose musquée • 1 grosse cuil. à soupe d'huile de calophylle

- Versez successivement chaque ingrédient dans un flacon en verre teinté de 30 ml.
- Mélangez bien l'ensemble.
- Appliquez quelques gouttes de ce sérum chaque soir en massant sur votre peau nettoyée.

Se tartiner de beurre... végétal

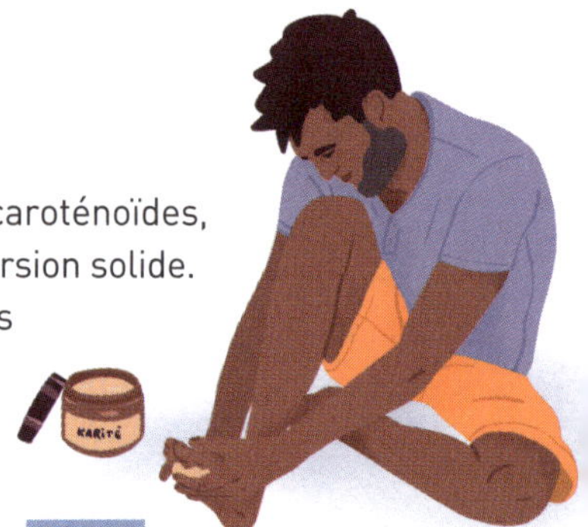

Riches en acides gras essentiels et en insaponifiables (vitamine E, caroténoïdes, cires végétales...), ces beurres ressemblent aux huiles végétales, en version solide. Obtenus par pression manuelle, puis filtrés et parfois désodorisés, ils sont nourrissants et assouplissants, et donc incontournables en hiver pour protéger la peau du froid et de la sécheresse, mais aussi les cheveux. Ils peuvent s'utiliser purs ou en association avec une huile végétale ou une huile essentielle.

Ils adoucissent tout sur leur passage

Les plus connus sont le beurre de karité, celui de cacao et celui de mangue. Ils peuvent s'utiliser seuls ou incorporés dans une crème, un baume, un lait corporel. Très riches, ils sont multifonctions et très réparateurs : ils conviennent particulièrement pour toutes les zones où la peau est très sèche, rêche et/ou abîmée. Mais aussi pour masser, notamment les bébés, grâce à leur texture onctueuse. Certains beurres – comme celui de cacao – sont particulièrement durs et nécessitent de les faire chauffer au bain-marie pour les attendrir avant de les utiliser.

DES PIEDS BEURRÉS ET HYDRATÉS

Si vos talons sont archisecs, une seule solution : massez vos pieds avec du beurre de karité pur. Puis enfilez des chaussettes en coton et dormez avec. Au réveil, vos pieds seront doux et lisses comme ceux d'un bébé ! À poursuivre plusieurs jours durant s'ils sont très, très secs...

RECETTE DIY

BAUME DE MASSAGE

C'est pour moi si... ma peau est sèche à très sèche ou déshydratée (profil 4)

Il vous faut : 4 cuil. à soupe de beurre de karité • 2 cuil. à soupe d'huile d'olive bio • 2 gouttes d'huile essentielle de géranium rosat (de néroli, de camomille romaine ou de bois de rose)

- Triturez le beurre de karité avec l'huile d'olive bio dans un mortier en vous aidant du pilon.
- Quand le mélange est homogène, ajoutez les gouttes d'huile essentielle.
- Transvasez dans un petit pot avec un couvercle.
- Massez votre peau en commençant par les jambes et en remontant jusqu'en haut du corps.

User et abuser des eaux florales

Issue de la distillation de plantes fraîches, cette version douce de l'aromathérapie a une action subtile mais efficace. Les eaux florales – ou hydrolats – sont en effet chargées en molécules actives, car elles contiennent une petite fraction d'huile essentielle. Elles possèdent donc les mêmes bienfaits, mais sont bien mieux tolérées par toutes les peaux, des plus jeunes (à partir de 3 ans) aux plus âgées.

POUR MES YEUX IRRITÉS

Rien de mieux que l'eau florale de bleuet (ou de camomille romaine) quand les yeux sont fatigués. On en imbibe deux compresses qu'on pose sur les yeux. Au bout de 10 à 15 min, le regard est apaisé et plus frais !

Elles sont douces mais efficaces !

Grâce à leurs vertus apaisantes, décongestionnantes, tonifiantes, ces eaux florales sont de véritables eaux de soin ! Elles ont de plus un parfum floral ou aromatique qui les rend super agréables à utiliser sur la peau. On peut s'en servir pures en tonique rafraîchissant ou en rinçage d'un produit démaquillant, diluées dans un bain ou un bain de pieds, ou encore dans les préparations de cosmétiques naturels, tels que les crèmes, masques et laits corporels.

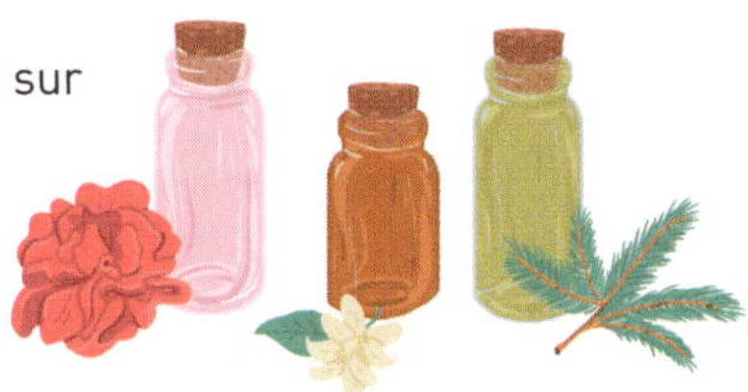

Et en pratique ?

- Les peaux sèches et ternes (**profil 4**) préféreront l'hydrolat de fleur d'oranger.
- Pour nettoyer et tonifier les peaux grasses (**profil 2**) le matin, l'hydrolat de cèdre (ou de tea tree) est tout indiqué.
- Contre la couperose, l'hydrolat d'hamamélis tonifie l'épiderme.
- Pour les peaux matures (**profil 4**), l'hydrolat de rose de Damas aux propriétés régénérantes est recommandé.

Attention ! Certains hydrolats – cannelle, sarriette, thym à thymol... – sont à éviter même par voie cutanée chez les personnes sensibles (enfants, femmes enceintes, personnes âgées...). Quant aux hydrolats d'agrumes, ils peuvent être photosensibilisants. Demandez conseil à un professionnel.

RECETTE DIY

MASQUE APAISANT AU MIEL

C'est pour moi si... ma peau est sensible (profil 3)

Il vous faut : 1 cuil. à soupe de miel liquide (bio de préférence) • 1 cuil. à soupe d'hydrolat de fleur d'oranger • 2 pincées d'argile blanche ou rose • 4 carrés démaquillants en tissu

- Versez successivement chaque ingrédient dans un bol.
- Mélangez bien l'ensemble.
- Imbibez les carrés démaquillants en tissu (imprégnés si besoin d'hydrolat de fleur d'oranger pour les assouplir) avec ce mélange.
- Allongez-vous, puis appliquez un carré sur votre front, un sur chaque joue et un dernier sur votre menton.
- Laissez agir 15 à 20 min.
- Rincez à l'eau tiède, puis appliquez votre soin hydratant.

Juste quelques gouttes d'huiles essentielles !

Ces molécules actives sont très riches en molécules aromatiques, car elles sont directement extraites des plantes par distillation à la vapeur d'eau. Purifiantes, antibactériennes, antiâge, elles sont très efficaces pour soigner de nombreux petits bobos de la peau.

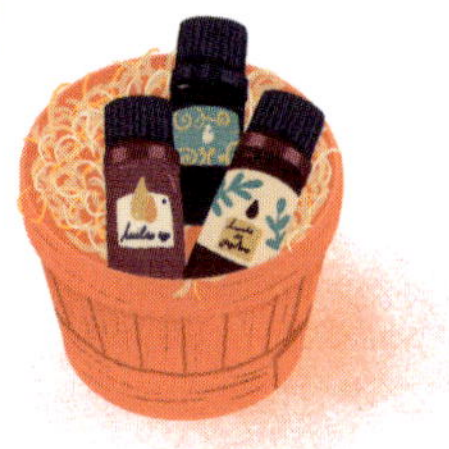

Elles sont petites mais très puissantes !

Voici quelques incontournables : pour traiter un bouton d'acné, une goutte d'huile essentielle de tea tree ou de lavande vraie sur l'imperfection la supprime rapidement. Pour les peaux sensibles avec des rougeurs, la camomille allemande et l'hélichryse italienne sont très efficaces. La rose de Damas et le bois de rose sont réputés pour leur action antiâge.

Comment les choisir ?

Achetez-les toujours pures et intégrales avec un label de certification (HEBBD), en pharmacie, magasin bio ou sur un site internet sérieux. Attention quand vous les utilisez, le dosage doit être ultraprécis, car chaque goutte est ultrapuissante. Renseignez-vous auprès d'un professionnel. Si vous êtes enceinte ou que vous allaitez, abstenez-vous de les utiliser sans avis médical. Idem pour les enfants de moins de 3 ans.

CONTRE LA CELLULITE, L'HUILE ESSENTIELLE DE PAMPLEMOUSSE

Se masser, c'est bien. Avec une huile efficace, c'est mieux ! Chaque jour, appliquez un mélange composé de 25 gouttes d'huile essentielle de pamplemousse + 30 gouttes d'huile essentielle de cèdre de l'Atlas + 4 cuil. à soupe d'huile végétale de calophylle bio, sur les zones stratégiques (cuisses, fesses, ventre...), en effleurages toniques de bas en haut et en reproduisant un palper-rouler (voir p. 48).

RECETTE DIY

SÉRUM EFFET LIFT

C'est pour moi si... ma peau est mature

Il vous faut : 2 cuil. à soupe d'huile d'argan • 1 cuil. à soupe pleine d'huile de rose musquée • 2 gouttes d'huile essentielle de pamplemousse • 5 gouttes d'huile essentielle de ciste ladanifère • 5 gouttes d'huile essentielle de géranium rosat ou de rose de Damas

- Versez chaque ingrédient l'un après l'autre dans un petit flacon de 30 ml.
- Mélangez bien en agitant le flacon.
- Appliquez le sérum obtenu matin et/ou soir en massant votre visage, puis votre crème de jour ou de nuit, si besoin.

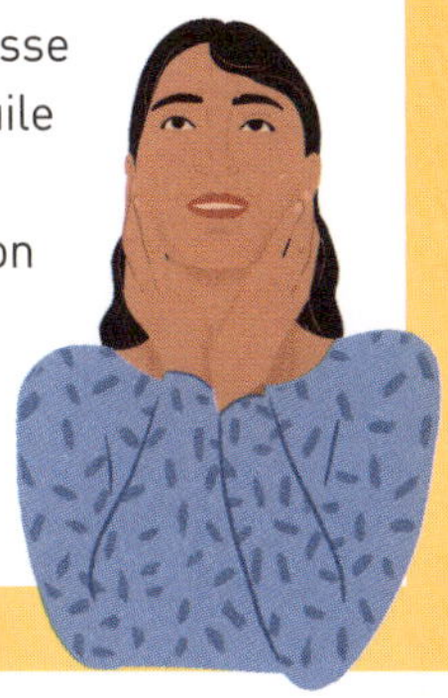

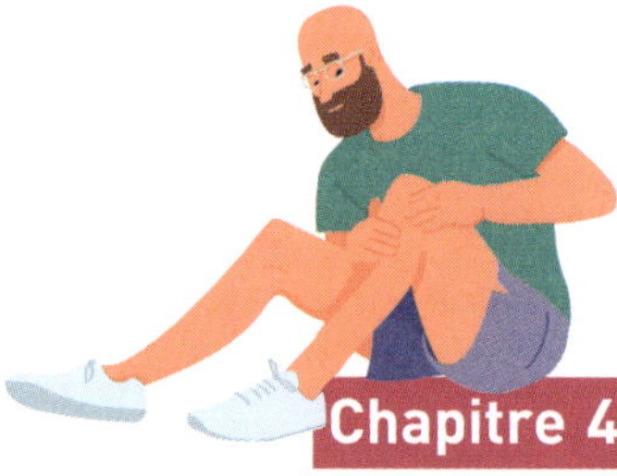

Chapitre 4

Quand ma peau souffre...

Les maladies inflammatoires chroniques de la peau sont courantes, mais pas sans conséquences sur la qualité de vie ! Comme elles récidivent, on peut avoir l'impression que les traitements n'y changent pas grand-chose. Pourtant, la prise en charge de ces pathologies cutanées ne cesse de progresser. D'où l'importance de consulter...

J'ai du psoriasis

Jour après jour

- Utilisez un savon doux (sans savon) et ensuite un produit hydratant adapté (en pharmacie) pour calmer l'inflammation et les démangeaisons, et pour assouplir la peau.
- Des préparations à base d'acide salicylique ou d'urée peuvent être utiles pour permettre l'élimination des lésions très squameuses.

Les traitements

Ils varient en fonction de la sévérité du psoriasis, de sa localisation (peau, cheveux, ongles, muqueuses) et de l'impact de la maladie sur la qualité de vie et doivent faire l'objet d'un suivi régulier avec le médecin. De nombreux traitements permettent d'agir sur les poussées et d'obtenir une rémission.

ON DIT STOP AU STRESS !

S'il n'est pas le déclencheur des maladies de peau, le stress joue bel et bien un rôle non négligeable en exacerbant les phénomènes inflammatoires au niveau de la peau. Ce qui aggrave les symptômes de ces pathologies. On a donc tout à gagner à pratiquer une activité relaxante (yoga, taï-chi, méditation...) et à adopter une bonne hygiène de vie pour diminuer les poussées.

Les formes légères et moyennes sont améliorées par des traitements locaux (dermocorticoïdes et vitamine D3). Dans les formes étendues, localisées sur les mains et/ou les pieds, la photothérapie avec des rayons UVB permet de faire disparaître les lésions.

Les formes modérées à sévères sont prises en charge par des traitements généraux par voie orale. Les formes les plus graves sont traitées en milieu médical par des médicaments immunosuppresseurs, qui agissent sur le système immunitaire, comme le méthotrexate, la ciclosporine… Les biothérapies sont également utilisées pour traiter le psoriasis dans sa forme sévère.

Je fais des poussées d'acné

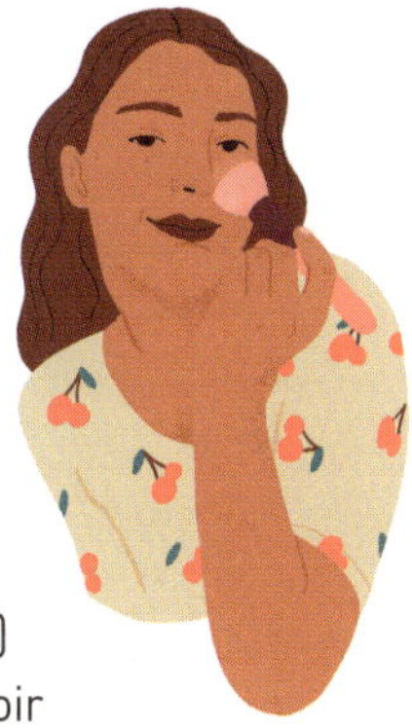

Jour après jour

- Au quotidien, les soins apportés à la peau acnéique sont essentiels : la routine de base, c'est un nettoyage deux fois par jour avec un produit respectueux de la flore cutanée (gel, mousse, eau micellaire issus de gammes dermocosmétiques) et un soin hydratant antiacné, à alterner avec votre traitement dermatologique. Les gommages sont proscrits.
- Au soleil, une protection solaire SPF50 pour peau acnéique (en pharmacie) est essentielle. Vous éviterez ainsi un effet rebond, ainsi que le risque de voir apparaître des traces hyperpigmentées sur votre visage.
- Maquillez-vous ! Mais choisissez des produits non comédogènes (cela doit être inscrit sur le packaging). Un soin de jour teinté unifiant ou un fond de teint sont de bons alliés pour camoufler toutes les petites imperfections de la peau. Être maquillée fait donc du bien au moral et limite de plus l'envie de triturer ses boutons.
- Mangez équilibré, en choisissant des aliments riches en antioxydants. Limitez ceux qui font grimper la glycémie dans le sang et qui favorisent l'acné, tels que les produits sucrés et gras (pain blanc, sucreries, plats préparés…), ainsi que les produits laitiers entiers et les mauvaises graisses pro-inflammatoires des aliments industriels.

Les traitements

Lorsque l'acné est légère, le traitement de première intention est local sous forme de gel, de crème ou de lotion à base de peroxyde de benzoyle ou de rétinoïdes topiques, deux médicaments de référence pour améliorer les lésions. L'association de ces deux molécules est souvent nécessaire. Les antibiotiques locaux doivent être évités pour les acnés modérées, afin de limiter les résistances bactériennes à ces médicaments.

EN CHIFFRES

- L'ACNÉ TOUCHE 6 MILLIONS DE PERSONNES EN FRANCE !
- C'EST LE 1[ER] MOTIF DE CONSULTATION CHEZ LE DERMATOLOGUE.

Pour les acnés plus sévères, inflammatoires ou résistantes aux traitements locaux, un traitement par voie orale s'avère indispensable : des antibiotiques (cyclines à faible dose et pas plus de quatre mois), du zinc ou de l'isotrétinoïne sous contrôle médical strict.

Autre piste possible, l'hormonothérapie avec une pilule œstroprogestative bien choisie ayant une double indication contraceptive et antiacné.

J'ai de l'eczéma

Jour après jour

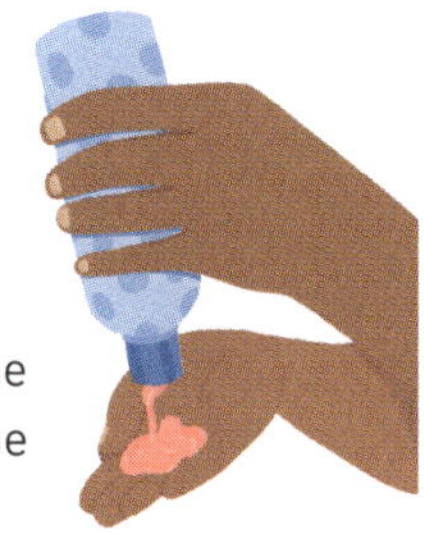

- Lavez votre peau avec un savon surgras, un pain dermatologique ou un produit lavant pour peaux atopiques (crème ou huile de douche). Une noisette suffit pour laver tout le corps. Rincez ensuite rapidement – mais soigneusement – à l'eau tiède.
- Après la toilette, hydratez intensément la peau, avec une crème ou un baume pour peaux atopiques (en pharmacie) ou, en version naturelle, avec une huile végétale pure et bio.
- Faites des cures de compléments alimentaires trois à quatre fois par an, à base d'acides gras essentiels pour pallier une éventuelle déficience.
- Mettez au menu régulièrement des poissons gras (sardines, harengs, maquereaux, anchois...), différentes huiles (colza, lin, noix...), des fruits secs oléagineux (amandes, noisettes, noix...) et de l'avocat.
- Dans le cas d'eczéma de contact, supprimez définitivement le contact avec l'allergène pour prévenir toute récidive.

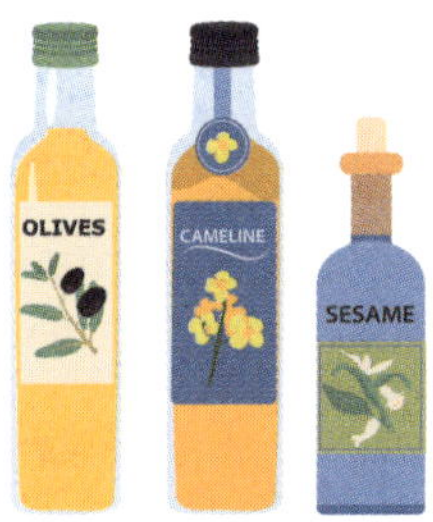

BONNE NOUVELLE

Traiter le microbiote digestif pour améliorer ces pathologies cutanées

Le microbiote cutané est garant du maintien d'un équilibre protecteur de la peau. Quand la peau est malade, cet équilibre est rompu. Des études récentes ont montré l'intérêt d'une supplémentation en probiotiques en cas d'eczéma et de rosacée. Les probiotiques rééquilibrent la flore digestive et diminuent l'inflammation présente dans ces pathologies.

Les traitements

Pour l'eczéma de contact, la prise en charge consiste en l'application d'une crème à base de cortisone jusqu'à guérison.

Face à un eczéma atopique léger (ou dermatite atopique), un traitement local avec application de crème à base de cortisone (dermocorticoïdes), associé à une hydratation intensive quotidienne (traitement de fond), est en général suffisant pour contrôler la maladie.

Devant une dermatite atopique modérée à sévère résistante au traitement par cortisone, un traitement immunomodulateur local (ou immunosuppresseur, qui agit sur le système immunitaire) sous forme de pommade (tacrolimus) est indiqué.

Les eczémas graves peuvent bénéficier d'autres traitements : photothérapie, médicament immunomodulateur par voie générale (ciclosporine) ou, en cas d'échec de celui-ci, d'une biothérapie par injection (dupilumab).

Je souffre de rosacée

Jour après jour

- Nettoyez et hydratez votre peau matin et soir avec des produits dédiés aux peaux réactives avec des rougeurs.
- Évitez tout ce qui peut déclencher les rougeurs : le passage du froid au chaud, le hammam, le sauna, le contact avec de l'eau calcaire, les cosmétiques et le maquillage irritants. Mais aussi la pratique d'un sport intense et l'humidité excessive. Les corticoïdes sont eux aussi à éviter.
- Quand un *flush* apparaît suite à une émotion, en buvant de l'alcool ou une boisson chaude, l'astuce consiste à sucer un glaçon !

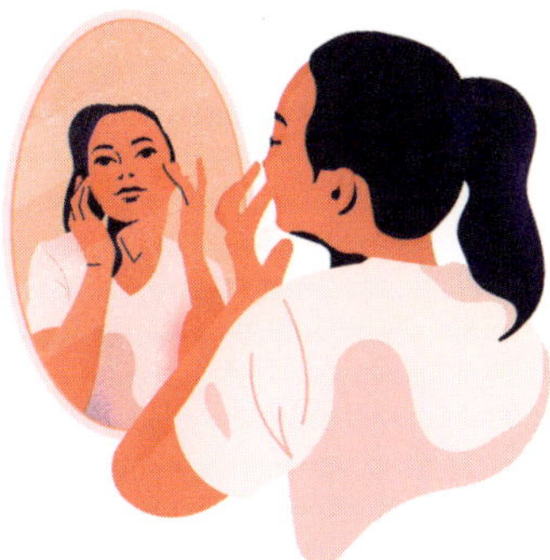

Les traitements

Ils dépendent de l'atteinte du patient. Il existe quatre stades différents, du simple *flush* (rougeur éphémère) à des formes sévères (rhinophyma).

La forme vasculaire (couperose) est la plus fréquente. Le traitement repose sur des règles d'hygiène et de diététique citées plus haut. Il peut s'accompagner de séances de laser vasculaire qui permettent d'atténuer les rougeurs et la couperose (télangiectasies), avec dans certains cas une diminution des récidives. Pour traiter l'érythème modéré à sévère localement, un nouveau traitement vasoconstricteur, sous forme de gel, diminue efficacement les rougeurs en réduisant les microvaisseaux sanguins.

La rosacée oculaire peut être associée à la forme vasculaire. Pour la soigner, la prescription de larmes artificielles et d'antibiotiques (tétracyclines) constitue le traitement de référence.

Le traitement de référence de la forme papulo-pustuleuse est un antibiotique (tétracycline), par voie orale, souvent associé à un antiparasitaire. D'autres traitements sont également possibles. Plus rare, la forme hypertrophique peut nécessiter un acte chirurgical.

TOUT CE QUI FAIT ROUGIR...

1. L'alimentation (tout ce qui pique ou qui est un peu trop chaud)
2. Le temps qu'il fait (soleil, froid, vent...)
3. Les rayons UV (en toute saison)
4. Le sport (l'effort échauffe le visage)
5. Les émotions fortes

L'ordonnance santé

Vous avez maintenant toutes les infos (et des astuces pratiques) pour bien vous occuper de votre peau. Et pour qu'elle vieillisse en beauté, gardez en tête l'adage « mieux vaut prévenir que guérir » ! Voici les points à ne pas oublier :

1. *La peau a besoin de soins adaptés au quotidien.* Être attentif(ve) à sa peau chaque jour permet de la garder en bonne santé, donc plus belle ! Mais aussi de limiter tous les petits bobos, de mieux cicatriser, de la voir vieillir de manière plus harmonieuse.

2. *De la prudence face au soleil !* S'exposer à petite dose en étant protégé(e) limite les agressions des UV sur la peau et permet de n'avoir que le meilleur du soleil ! Une démarche préventive intelligente contre le vieillissement, mais aussi contre le risque de cancer cutané…

3. *On la bichonne pour qu'elle vieillisse bien.* Pas besoin de soins compliqués et de produits chers. Pour limiter les marques du temps qui passe, la peau a besoin d'hydratation et d'antioxydants. On limite le soleil et le stress et on opte pour la bonne humeur, qui agit aussi sur la peau !

4. *On voit son dermatologue une fois par an.* Quand apparaît une petite lésion qui s'éternise, quand la peau sèche démange à certains endroits, quand des taches colorées s'installent, le bon réflexe, c'est de prendre rendez-vous chez ce spécialiste pour agir rapidement.

5. *On la soigne quand elle ne va pas bien !* Un Français sur trois souffre d'une maladie cutanée. Mais ces maladies ne sont pas toujours prises en charge. Or, des traitements efficaces sont disponibles, d'où l'intérêt de consulter sans tarder.

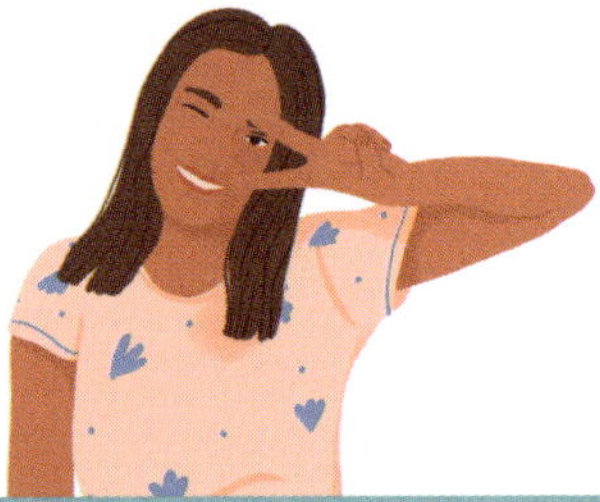

On se revoit dans 6 mois...

Comment va votre peau depuis quelque temps ? Est-elle mieux hydratée et plus éclatante ? Voyons un peu quel est son état de forme...

Elle est moins sèche, tiraille moins et ne démange que rarement.	☐ OUI	☐ NON
Votre teint est plus lumineux et vos traits sont moins marqués.	☐ OUI	☐ NON
Elle conserve sa fermeté et sa souplesse.	☐ OUI	☐ NON
Elle cicatrise rapidement après un petit bobo.	☐ OUI	☐ NON

Qu'avez-vous changé dans vos habitudes pour mieux prendre soin de votre peau ?

Vous appliquez systématiquement un soin solaire lorsque vous êtes exposé(e).	☐ OUI	☐ NON
Vous avez montré vos grains de beauté à un médecin.	☐ OUI	☐ NON
Vous consommez plus de fruits et de légumes.	☐ OUI	☐ NON
Vous avez arrêté de fumer.	☐ OUI	☐ NON
Vous nettoyez votre visage tous les soirs.	☐ OUI	☐ NON
Vous appliquez un soin hydratant matin et soir.	☐ OUI	☐ NON
Vous avez consulté un dermatologue pour votre rosacée (acné, eczéma, psoriasis...).	☐ OUI	☐ NON

- **Vous avez une majorité de OUI ?** Bravo, vous êtes sur la bonne voie et votre peau ne peut que mieux s'en porter !
- **Vous avez une majorité de NON ?** Vous pouvez sans doute mieux faire ! Allez, un petit effort... et votre peau vous dira merci !

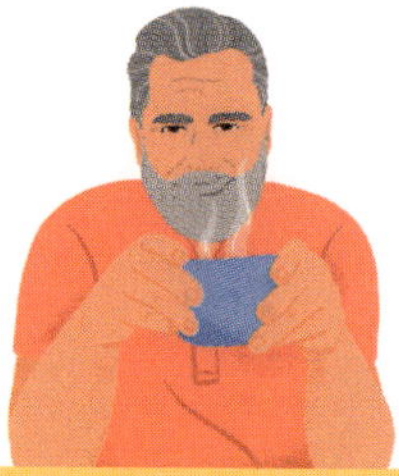

Pour en savoir plus

Bibliographie

Une belle peau, mode d'emploi, Dr Nadine Pomarède, Marabout, 2003.
Bien nourrir sa peau, Dr Nadine Pomarède, Marabout, 2005.
Antirides, mode d'emploi, Dr Nadine Pomarède, Marabout Pratique, 2006.
Une peau en pleine forme !, Dr Nina Roos, Solar Santé, 2016.
La peau, c'est la vie, Dr Nina Roos, First, 2018.
La peau, la beauté et le temps, Dr Françoise Rodhain, Cherche Midi, 2017.
Les secrets de la dermonutrition, Dr D. Thioly-Bensoussan, Dr C. de Goursac, B. de Reynal, Vuibert, 2009.
La peau et ses états d'âme, Dr Danièle Pomey-Rey, Hachette Littératures, 1999.
Adoptez la slow cosmétique, Julien Kaibeck, Leduc. S, 2017.
Mes cosmétiques maison, Sophie Macheteau, Leduc. S, 2017.
Mieux avec les huiles essentielles, Julien Kaibeck, Leduc. S, 2019.
Mieux avec les eaux florales, Magali Louis, Leduc. S, 2019.

Sites spécialisés

- Société française de dermatologie : **dermato-info.fr**
- Fédération française de la peau : **www.francepeau.com**

Infos patients

- Association France Psoriasis : **francepsoriasis.org**
- Association France3A – France Acné Ados Adultes : **france3a.fr**
- Association française de l'eczéma : **www.associationeczema.fr**

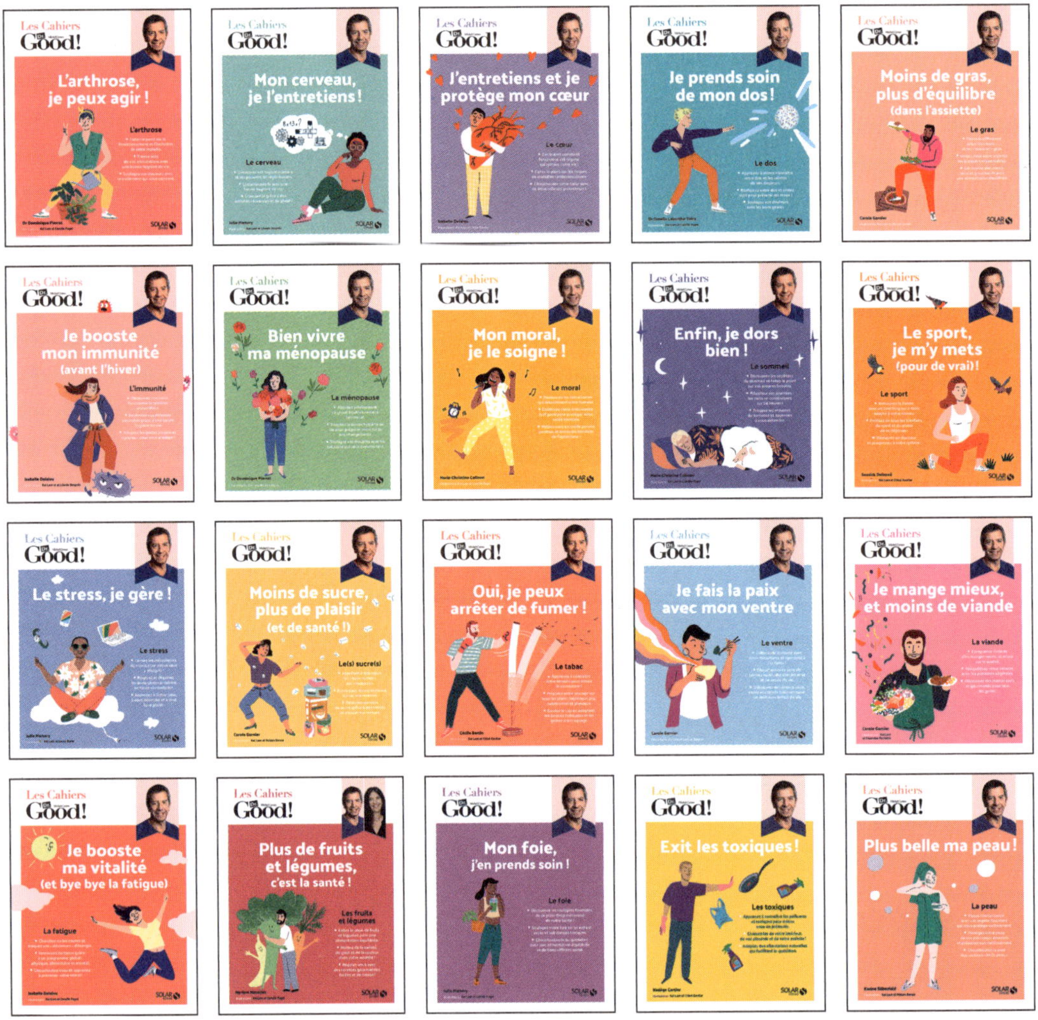

Direction : Jean-Louis Hocq
Direction éditoriale : Marion Guillemet
Collaboration éditoriale : Stéphane Dellazzeri
Responsable d'édition du projet : Lama Younès Corm
Conception de la maquette intérieure et de la couverture : Stéphanie Brepson
Photo de couverture : © Alex Mahieu
Correction : Camille Didelon
Mise en pages et réalisation des illustrations des postures : Nord Compo
Fabrication : Laurence Duboscq

ISBN : 978-2-263-17731-6
Code éditeur : L17731
Dépôt légal : mars 2022
Imprimé en France par Clerc

Solar, un département Edi8
92, avenue de France
75013 Paris